Praxisbuch
Funktionelle Wirbelsäulengymnastik und Rückentraining

Teil 1 · Streckung, Mobilisation und Stabilisation der Wirbelsäule

Mit Übungen von Olga und Andrej Bauer

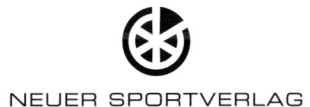

NEUER SPORTVERLAG

Inhalt

1	Einleitung	5
2	**Theoretischer Überblick. Anatomische Grundlagen**	6
2.1	Aufbau und Form der Wirbelsäule	6
2.2	Die Bandscheiben	8
2.3	Die Muskulatur	8
3	**Praktischer Teil. Die Übungsprogramme**	11
	Was Sie beim Üben beachten sollten	11
3.1	**Die Halswirbelsäule**	12
3.1.1	Zur Ausführung der Übungen für die Halswirbelsäule	12
3.1.2	Die aufrechte Sitzhaltung – "Grundhaltung Sitzen"	12
3.1.3	Wahrnehmungsübungen für die Halswirbelsäule	16
3.1.4	Mobilisierender Anteil	18
3.1.5	Isometrische Spannungsübungen zur Stärkung der Halswirbelsäule	22
	Stabilisierender Anteil	22
3.1.6	Dehnung der Nackenmuskulatur	26
3.2	**Die Brust- und Lendenwirbelsäule**	30
3.2.1	Zur Ausführung der Brust- und Lendenwirbelsäuleübungen	32
3.2.2	Stehen – „Grundhaltung Stehen"	32
3.2.3	Körperwahrnehmungsübungen für die Wirbelsäulenhaltung	34
3.2.4	Die Übungen im Stand	36
3.2.5	Die Übungen im Sitzen	50
3.2.6	Die Übungen am Boden. Die Übungen im Einbeinkniestand	60
3.2.7	Die Übungen im Kniestand	64
3.2.8	Die Übungen im Vierfüßlerstand	70
3.2.9	Die Übungen in der Rutschhalte	80
3.2.10	Die Übungen in Päckchenhaltung	88
3.2.11	Die Übungen im Sitz am Boden	92
	Grundhaltung „Fersensitz"	92
	Grundhaltung „Angehockter Sitz"	94
	Grundhaltung „Grätschsitz"	100
3.2.12	Die Übungen in der Rückenlage	104
	Bewegungsebenen in LWS + BWS	114
3.2.13	Die Übungen in der Bauchlage	118
3.2.14	Die Übungen in der Seitenlage	120

3.3	**Übungen zur Stabilisation der Wirbelsäule**	126
3.3.1	Zur Ausführung der Ganzkörper-Stabilisationsübungen	126
3.3.2	Stabilisation aus dem „Vierfüßlerstand"	128
3.3.3	Stabilisation aus der Rückenlage	132
3.3.4	Stabilisation aus der Bauchlage	140
3.3.5	Stabilisation aus der Seitenlage	146

4	**Literaturverzeichnis**	156
5	**Bildnachweis**	156

Impressum

Praxisbuch
Funktionelle Wirbelsäulengymnastik und Rückentraining
Teil 1 · Streckung, Mobilisation und Stabilisation der Wirbelsäule
Stuttgart: Neuer Sportverlag, 2016
3. Auflage
ISBN 978-3-938023-28-0

Herausgeber: Olga und Andrej Bauer
Autoren: Olga und Andrej Bauer
Fotografie: Olga und Andrej Bauer
Redaktion: Martin Frischauf, Hendrik Schulze Kalthoff, Neuer Sportverlag
Gestaltung: Nadine Müller
Herstellung: Medienrad Produktionsagentur, www.medienrad.de

Vertrieb:
Neuer Sportverlag, Silberburgstr. 112, 70176 Stuttgart, Telefon: 0711/666 14 33, www.neuersportverlag.de

Alle Rechte, insbesondere das Recht der Vervielfältigung, Verbreitung und Übersetzung, vorbehalten. Kein Teil des Werks darf in irgendeiner Form (durch Fotokopie, Mikrofilm oder ein anderes Medium) ohne schriftliche Genehmigung durch den Verlag reproduziert oder unter Verwendung elektronischer Systeme verarbeitet, vervielfältigt oder verbreitet werden.

Einleitung

Das Kreuz mit dem Rücken kennen wir fast alle. Rückenbeschwerden oder Rückenschmerzen sind heute „die Volkskrankheit Nummer eins". Man geht inzwischen davon aus, dass ca. 70 bis 80% aller Menschen irgendwann einmal in ihrem Leben an Rückenschmerzen leiden. Woher kommen die Probleme? Diese Frage wird oft gestellt und trotzdem ist sie nicht leicht zu beantworten. Viele Menschen wissen einfach immer noch nicht, was sie ihrer Wirbelsäule täglich antun.

Bewegung ist das Leben. Das ist wohl jedem klar. Gezielte Bewegung ist die beste Vorbeugung gegen Rückenschmerzen. Die anatomischen und physiologischen Besonderheiten der Wirbelsäule erfordern spezielle Übungen, z.B. für die Hals-, Brust-, und Lendenwirbelsäule. Nur eine gezielte Wirbelsäulengymnastik, wie sie mit Hilfe dieser speziell dafür ausgewählten Übungen möglich ist, kann Schädigungen vorbeugen bzw. Probleme einer schon geschädigten Wirbelsäule lindern helfen.

Probieren Sie die folgenden Übungsangebote aus und finden Sie selbst heraus, was Ihnen persönlich am besten hilft, Ihren Rücken wohlig und angenehm zu erleben. Das vorliegende Buch ist besonders umfangreich und bietet eine Vielzahl interessanter und hilfreicher Übungen für zu Hause, aber auch für die Übungsgruppe im Sportverein oder im Studio an. Im ersten Kapitel werden Übungen zur Stärkung der Halswirbelsäule vorgestellt. Das zweite Kapitel besteht aus Basisübungen für die Brust- und Lendenwirbelsäule. Im abschließenden dritten Kapitel finden Sie Übungen zur Stabilisation der Wirbelsäule.

Wir wünschen allen Leserinnen und Lesern viel Spaß beim Üben und Trainieren
Olga und Andrej Bauer

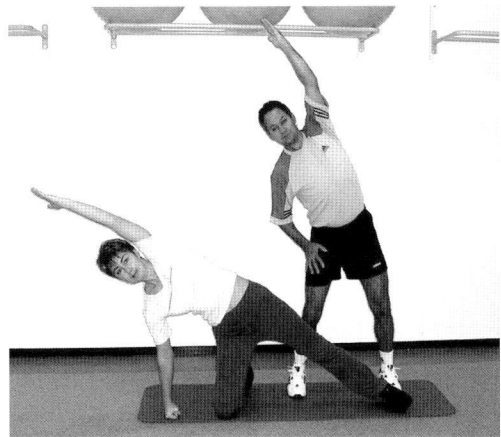

Olga und Andrej Bauer

2 Theoretischer Überblick

Anatomische Grundlagen

2.1 Aufbau und Form der Wirbelsäule

Unser Rücken setzt sich aus vielen einzelnen Teilen zusammen: aus knöchernen Anteilen, Muskeln, Bandscheiben, Gelenken und den Bändern. Das Zentrum des Rückens bildet die Wirbelsäule. Die Wirbelsäule, die auch als unser zentrales Achsenorgan bezeichnet wird, trägt den Kopf, stabilisiert die aufrechte Haltung, lässt Bewegungen in alle Richtungen zu und schützt das Rückenmark. Sie ist von Natur aus sehr beweglich, kann aber aufgrund von Alterung, Abnutzung, Schädigung und Fehlhaltung an Beweglichkeit verlieren.

Unsere Wirbelsäule besteht aus 24 Wirbeln. Sie werden in drei große Gruppen eingeteilt: Die Halswirbelsäule (HWS) mit 7 Halswirbeln, die den Kopf trägt; die Brustwirbelsäule (BWS) mit 12 Brustwirbeln, die gemeinsam mit den Rippen und dem Brustbein den knöchernen Brustkorb bildet, die Lendenwirbelsäule (LWS) mit 5 Lendenwirbeln, die auf dem Becken steht und weitere 9 Wirbel sind zu Kreuz- und Steißbein zusammengewachsen.

Die Wirbelsäule sieht von vorne und hinten wie ein gerader Stab aus. Von der Seite zeigt sie sich wie eine Doppel-S-Form. Im Bereich der Hals- und Lendenwirbelsäule ist die Wirbelsäule nach vorne gebogen (Lordose); im Bereich der Brustwirbelsäule sowie im Bereich des Kreuz- und Steißbeins ist sie nach hinten gekrümmt (Kyphose).

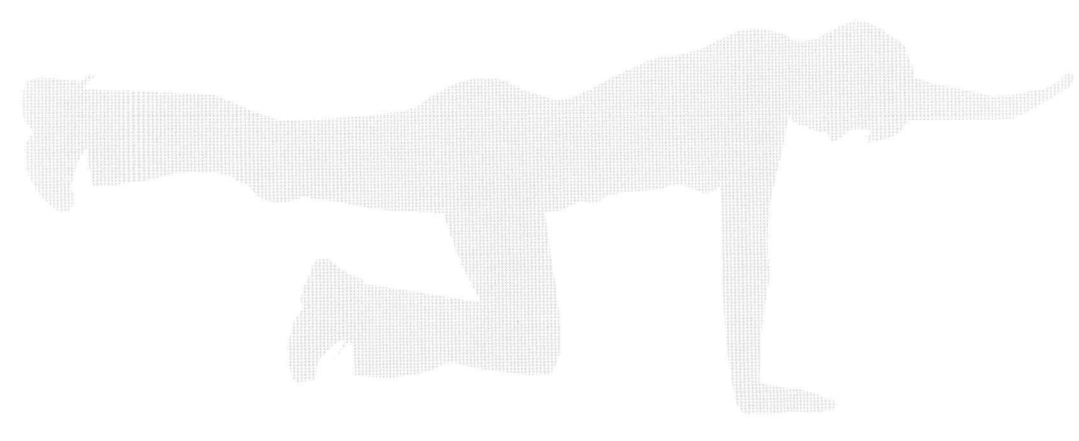

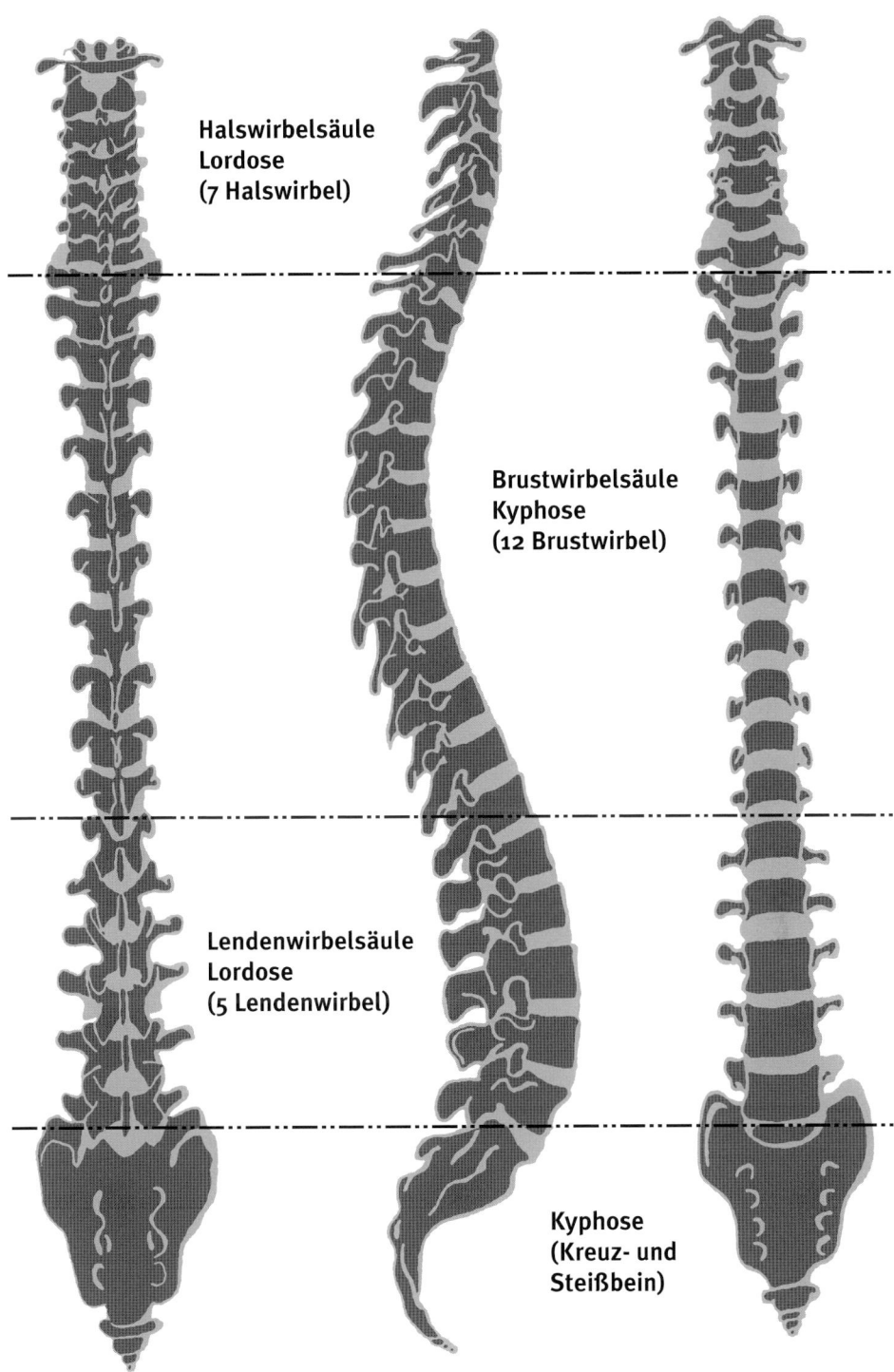

Abb.1: Doppel – S – Form der Wirbelsäule

2.2 Die Bandscheiben

Zwischen den Wirbeln liegen die Bandscheiben. Sie bestehen aus einem äußeren Faser-Knorpelring (Anulus fibrosus) und einer schleimigen gallertartigen Masse mit hohem Wassergehalt (Nucleus pulposus). Die Funktion der Bandscheibe ist vergleichbar mit dem Aufsaugen und Auspressen von Flüssigkeit aus einem Schwamm. Wenn das Wasser in die Bandscheiben einströmt, dann bekommen sie ihre notwendige „Nahrung". Und je höher der Wassergehalt der Bandscheibe, desto größer ist der Quellungsdruck und umso besser können Belastungen abgefedert werden. Die Bandscheibe lebt von der Bewegung. Ohne Bewegung ist keine ausreichende „Ernährung" der Bandscheiben gewährleistet. Nur mit viel Bewegung, guter Haltung und kräftigen Muskeln kann der Bandscheibe nichts passieren. Dann wird die Bandscheibe über viele Jahre gute Dienste leisten.

2.3. Die Muskulatur

Unser Körper hat über 600 Muskeln. Sie sind an den verschiedenen Stellen an den Knochen befestigt und können sich sowohl zusammenziehen, als auch ausdehnen. Jeder Muskel ist trainierbar. Aber der Muskel schwindet sehr schnell, wenn er nicht benutzt wird. Ob wir gehen, stehen oder sitzen – für eine aufrechte Haltung sind die Muskeln verantwortlich. Mit kräftigen und ausdauernden Bauch- und Rückenmuskeln können wir die Wirbelsäule aufrecht halten. Ohne Muskelanspannung würde die Wirbelsäule in sich zusammenfallen. Die Muskulatur muss kräftig sein. Die Menschen mit gut ausgebildeter Muskulatur leiden weniger häufig an Rückenschmerzen, als die Menschen mit schlechter Muskulatur. Zu schwache und wenig ausdauernde Muskulatur führt zu Rückenschmerzen.

Abb.4: Der Muskelapparat (Vorder- und Rückansicht)

1. Oberarmspeichenmuskel m. brachioradialis
2. langer Speichenhandstrecker m. extensor carpi radialis longus
3. gemeinschaftlicher Fingerstrecker m. extensor digitorum
4. Ellenhandstrecker m. carpi ulnaris
5. langer Daumenabzieher m. abductor pollicis longus
6. Kapuzenmuskel m. trapezius
7. Deltamuskel m. detoideus
8. großer Brustmuskel m. pectoralis major
9. weiköpfiger Armbeuger m. biceps brachii
10. dreiköpfiger Armstrecker m. triceps brachii
11. innerer Armbeuger m. brachialis
12. großer Rundmuskel m. teres major
13. kleiner Rundmuskel m. teres minor
14. Untergrätenmuskel m. infraspinatus
15. breiter Rückenmuskel m. latissiumus dorsi
16. Rautenmuskel m. rhomboideus
17. vorderer Sägemuskel m. serratus anterior
18. gerader Bauchmuskel m. rectus abdominius
19. äußer schräger Bauchmuskel m. abliquus externus abdominis
20. mittlerer Gesäßmuskel m. gluteus medius
21. großer Gesäßmuskel m. gluteus maximus
22. Spanner der Schenkelbinde m. tensor fasciae latae
23. zweiköpfiger Schenkelbeuger m. biceps femoris
24. Halbsehnenmuskel m. semidentinosus
25. Halbsehnenmuskel m. semidentinosus
26. großer Schenkelanzieher m. adductor magnus
27. schlanger Muskel m. gracilis
28. Lendendarmbeinmuskel m. iliopsoas (nur teilw. sichtbar, links neben 30)
29. langer Schenkelanzieher m. adductor longus
30. Kammuskel m. pectineus
31. vierköpfiger Schenkelstrecker m. quadriceps femoris
32. Schneidermuskel m. sartorius
33. Zwillingswadenmuskel m. gastrocnemius
34. Schollenmuskel m. soleus
35. vorderer Schienbeinmuskel m. tibialis anterior
36. langer Wadenbeinmuskel m. peroneus longus
37. langer Zehenstrecker m. extensor digitorum longus

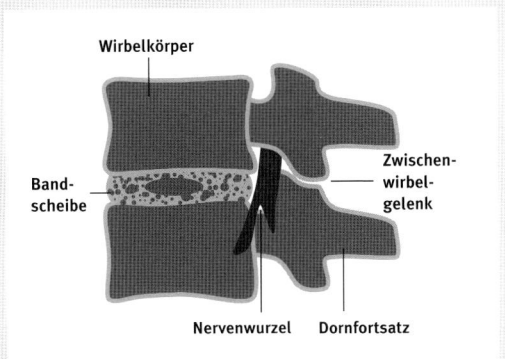

Abb.2: Das Bewegungssegment

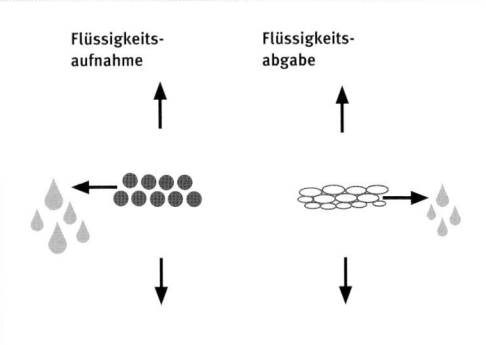

Abb.3: Flüssigkeitsaufnahme der Bandscheiben durch Be- und Entlastung

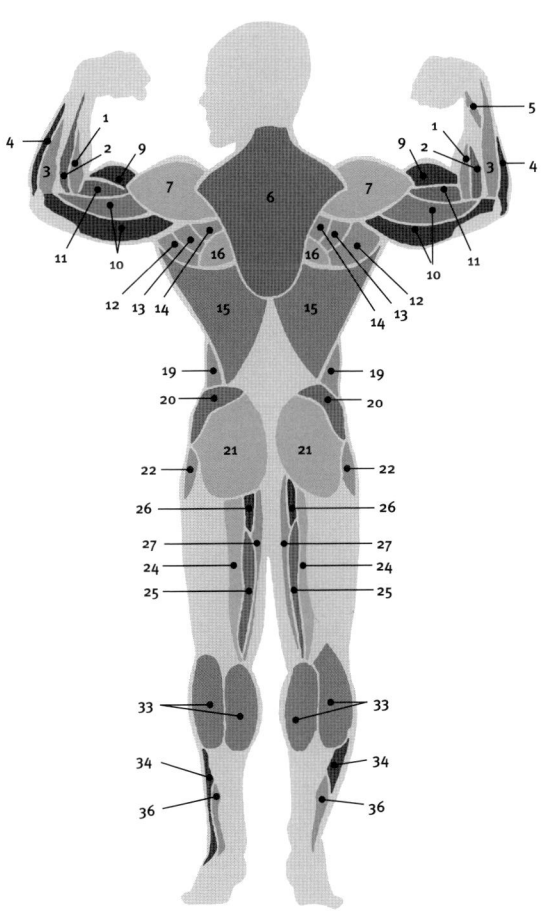

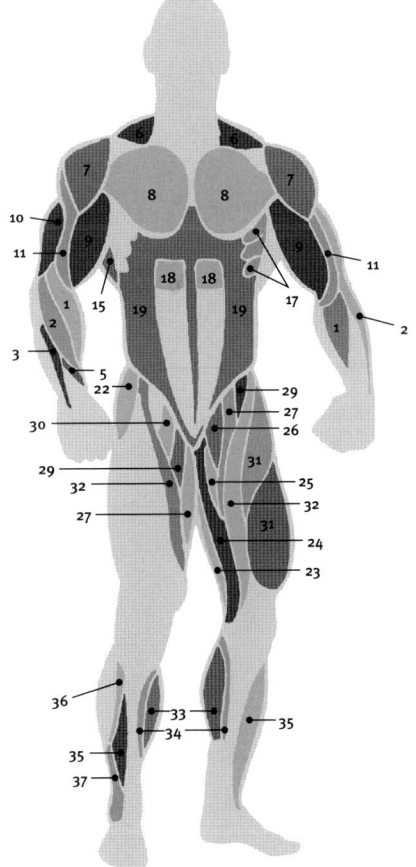

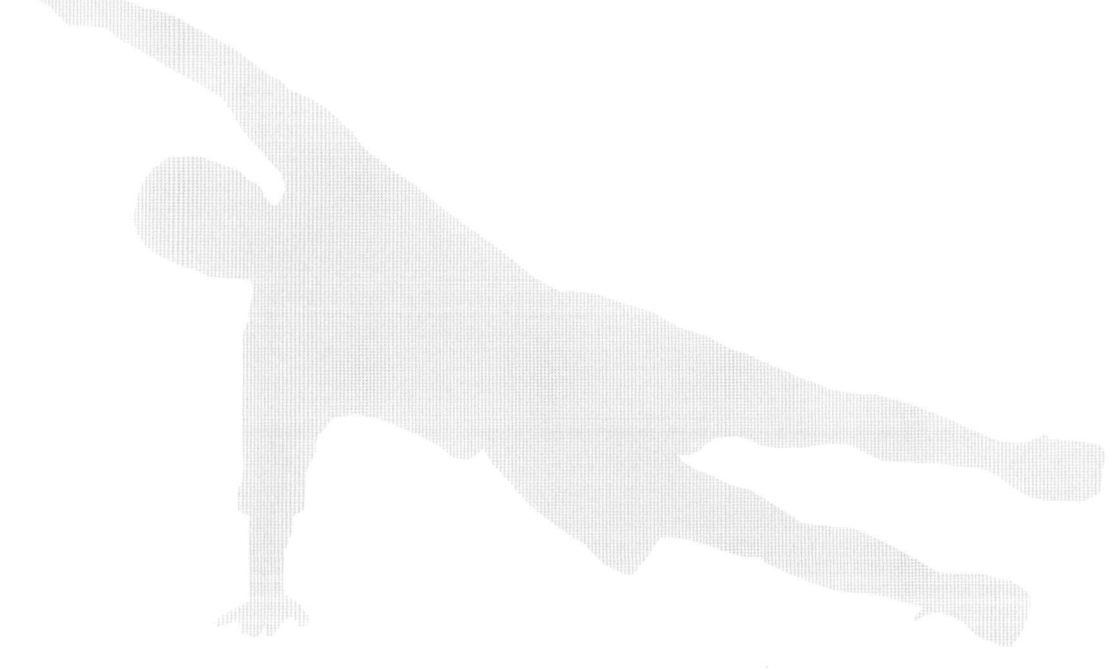

3 Praktischer Teil: Die Übungsprogramme

Was Sie beim Üben beachten sollten

*Erwärmen Sie sich vorher gründlich mit dem Aufwärmprogramm.
* Beginnen Sie jedes Übungsprogramm mit Lockerungsübungen, um auf die Aktivität einzustimmen.
* Achten Sie auf eine rückenfreundliche Ausgangsstellung, also z.B. aufrechtes Sitzen oder Stehen.
* Den Atem während des Übens gleichmäßig fließen lassen.
* Jede Übung langsam und bewusst ausführen. Die Übung richtig ausführen – effektiver trainieren.
* Stark federnde, wippende Bewegungen sollten unbedingt vermieden werden.
* Dauerdehnung nach dem subjektivem Empfinden ca. 10–30 Sek.
* Jede Übung ist mindestens 3 Mal zu wiederholen. Trainierte wiederholen die Übungen 5–7 Mal.
* Seitenwechsel beachten.
* Nie über die Schmerzgrenze hinaus gehen. Bei Beschwerden abbrechen.
* Nehmen Sie sich auch die Zeit, einer Übung nachzuspüren.

3.1 Die Halswirbelsäule

Unter Verspannungen im Nacken- und Schulterbereich leidet fast jeder - vor allem die Berufstätigen, die den ganzen Tag am Schreibtisch sitzen oder am Computer arbeiten. Die Kräftigung von Kopf-, Hals –und Schultermuskulatur beugt Beschwerden vor und hilft, Schmerzen zu lindern. Der Halswirbelsäulenteil der Wirbelsäule ist am beweglichsten, was Risiken (Störanfälligkeit und frühe Abnutzung) in sich birgt. Bewegungen von Kopf und Hals können durch alle Muskeln hervorgerufen werden, die sich über die Kopf- und Halsgelenke erstrecken. Für die Bewegung des Kopfes und der Halswirbelsäule nach vorn ist die tiefe oder unmittelbar vor der Wirbelsäule liegende Muskulatur zuständig. An der Beugung des Kopfes nach hinten ist die Nackenmuskulatur beteiligt, die aus vier übereinander liegenden Schichten besteht. Die kurzen Nackenmuskeln können den Kopf bei einseitiger Kontraktion zur Seite beugen und drehen. Die Haltemuskeln haben die Aufgabe, unser Skelett aufrecht zu halten. Auch im Hals- und Nackenbereich gibt es viele verschiedene Muskeln, die den Hals stabilisieren, so dass der Kopf aufrecht, aber auch gelöst (nicht abgeknickt oder starr) auf der Wirbelsäule im Gleichgewicht ruhen kann. Grundsätzlich sollte jeder Mobilisation der Wirbelsäule, insbesondere der Halswirbelsäule, eine Stabilisation folgen.

3.1.1 Zur Ausführung der Halswirbelsäuleübungen

* Bei jeder Übung ist auf eine gerade, aufrechte Wirbelsäule zu achten.
  Der Kopf befindet sich in Verlängerung der Wirbelsäule.
* Ausgangsposition :„Grundhaltung Sitzen" oder „Grundhaltung Stehen".
* Der Spiegel ist eine gute Orientierungshilfe für die auszuführende Bewegung.
* Der Kopf wird immer ganz langsam gebeugt /gedreht, geneigt /.
* Bei den Mobilisationsübungen dauert eine komplette Bewegungseinheit ca. 6–10 Sekunden.
* Dehnungspositionen mindestens 10–30 Sekunden halten.
* Die Übungen ca.3–5 Mal und mindestens zweimal für beide Kopfseiten durchführen.
* Die Hände nicht im Nacken verschränken
  (das verursacht eventuell einen zu starken Zug der Halswirbelsäule).

3.1.2 Die aufrechte Sitzhaltung. „Grundhaltung Sitzen"

Die aufrechte Sitzhaltung zeichnet sich vor allem dadurch aus, dass die Wirbelsäule sich dabei in ihrer physiologisch günstigsten Form befindet. Es ist sinnvoll, die Sitzhaltung von unten beginnend nach oben hin aufzubauen, das heißt, mit der Stellung der Füße zu beginnen und bei der Kopfhaltung zu enden.

Beckenkippung
Sie setzen sich auf einen Hocker, der nicht zu niedrig sein sollte (die Kniegelenke nehmen eine Beugestellung im Winkel von mindestens 90 Grad ein). Die Füße sollten mit der gesamten Fußsohle Kontakt zum Boden haben und sie zeigen leicht nach außen. Das Becken sollte leicht nach vorn gekippt sein, um eine physiologische Lordose in der Lendenwirbelsäule zu ermöglichen. Die Beckenkippung ist die Grundlage für eine aufrechte Sitzhaltung. Zum Üben der Beckenkippung Hände auf den oberen Rand der Beckenknochen legen und mit den Händen und Armen das Becken nach vorne und nach hinten rollen. Das Becken pendelt vor und zurück. Foto 1, 2

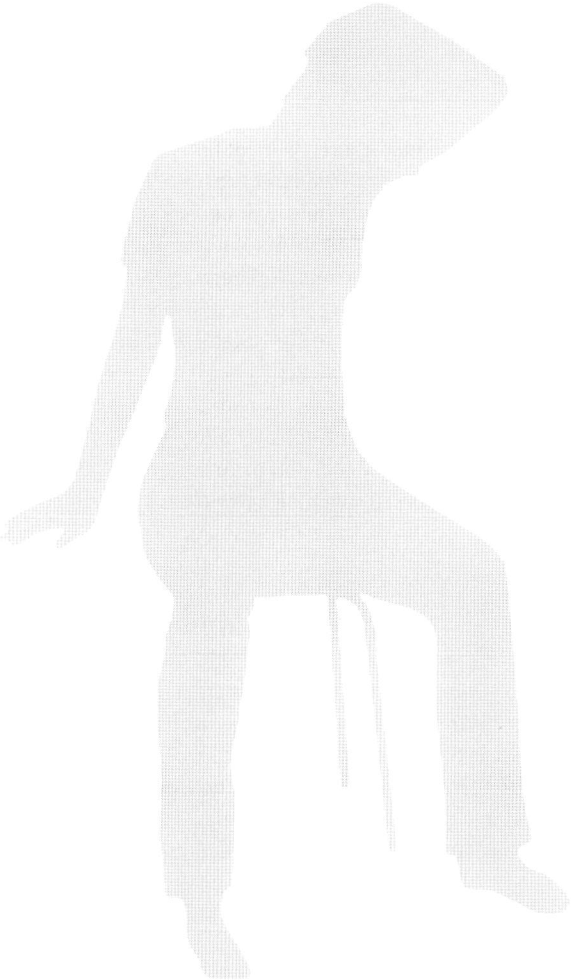

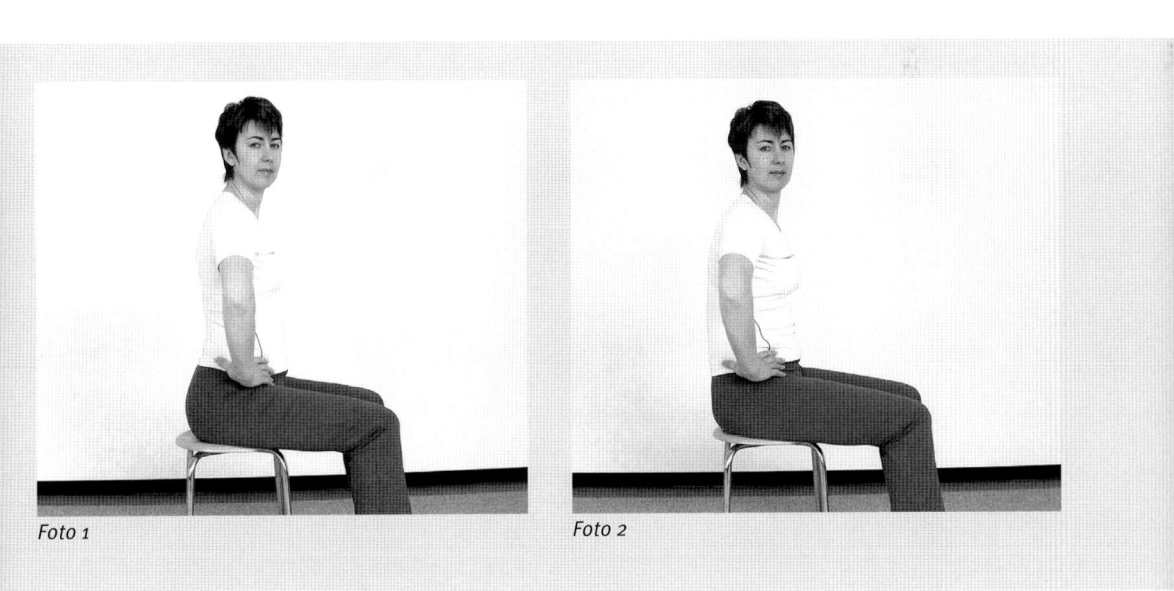

Foto 1

Foto 2

Brustkorbhebung

Während der Beckenkippung hebt sich der Brustkorb leicht schräg nach vorne oben an. Stellen Sie sich vor, dass das Brustbein an einem Faden schräg nach vorne oben gezogen wird. Sie wollen die Gefühle Stolz oder Selbstbewusstsein ausdrücken. Wenn man den Brustkorb aufrichtet und dabei die Arme seitlich locker neben dem Körper hängen lässt, geht den Schultergürtel automatisch in die korrekte Stellung. Zum Üben legen Sie beide Hände mit gespreizten Fingern so auf Bauch und Brust, dass sie sich gerade berühren. Kippen Sie das Becken nach vorne, der Brustkorb hebt sich, die Hände lösen sich voneinander und Sie spüren, dass Sie freier atmen können. Foto 3, 4

Kopfhaltung

Mit der Brustkorbhebung kommt es gleichzeitig zu einer Streckung in der Halswirbelsäule. Der Kopf schiebt sich nach hinten oben und Sie ziehen Ihr Kinn heran (Sie können mit einem Finger an Kinn drücken). Der Blick ist geradeaus, parallel zum Boden gerichtet. Stellen Sie sich vor, Sie machen ein Doppelkinn. Zum Üben legen Sie den linken Zeigefinger an das Kinn und Daumen in die Kuhle zwischen Ihren Schlüsselbeinen. Verändern Sie den Abstand zwischen Die Kopfhaltung ist korrekt, wenn der Abstand klein ist. Foto 5, 6

Das Zahnradmodell nach Brügger – die aufrechte Sitzhaltung
Abb. 5, 6

Die Vorstellung der verschiedenen Bewegungssegmente durch Zahnräder kann ganz einfach durch die wechselnde Einnahme der aufrechten und der gebückten (fehlbelasteten) Sitzhaltung nachempfunden werden.

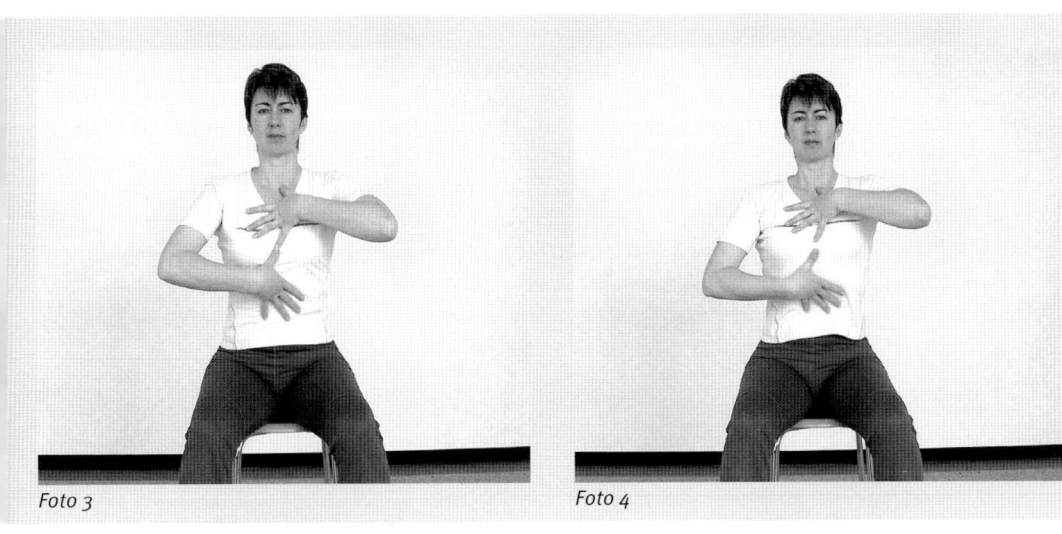

Foto 3　　　　　　　　　　　　　　　Foto 4

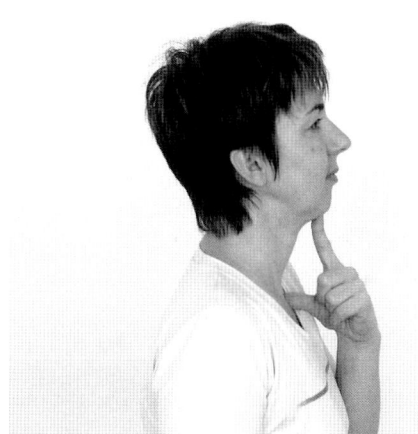
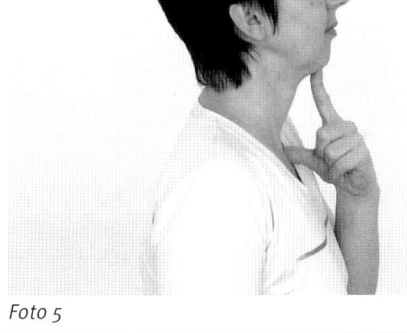

Foto 5

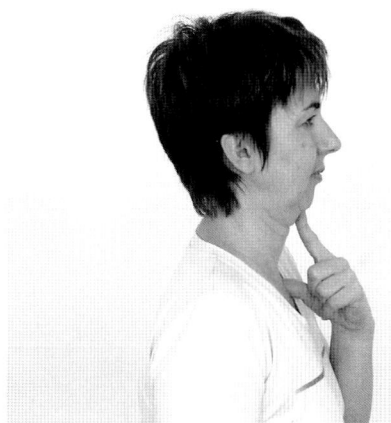

Foto 6

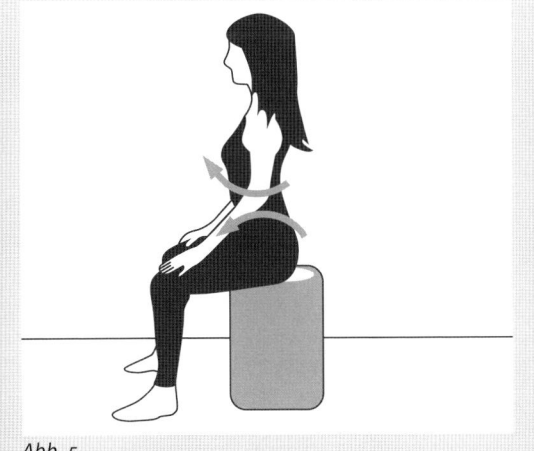
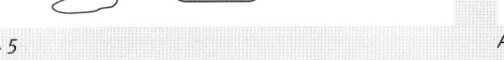

Abb. 5

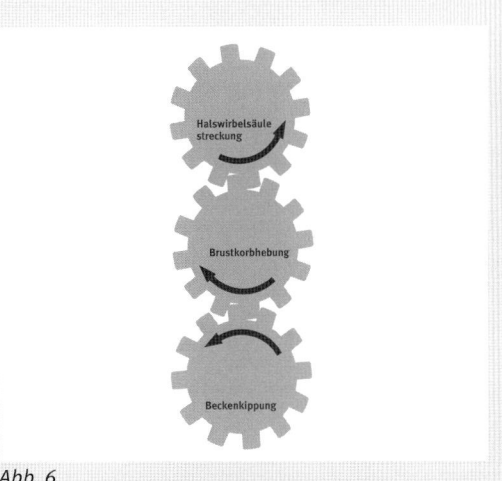

Abb. 6

3.1.3 Wahrnehmungsübungen für die Halswirbelsäule

Diese Übungen helfen Ihnen, eine günstige Haltung des Kopfes und der Halswirbelsäule wahrzunehmen und zu unterscheiden.

Setzen Sie sich auf einen Stuhl und stellen sich vor, dass aus der Mitte Ihres Kopfes ein Faden herausragt. Stellen Sie sich vor, es zieht Sie jemand an diesem Faden zur Decke. Sie können auch ein Buch oder Sandsäckchen auf ihren Kopf legen und zur Decke hochschieben. Spüren Sie, wie die Halswirbelsäule lang wird und wie sich Ihre Sitzhaltung verändert? Foto 7

Aufrechter Sitz. Legen Sie den Kopf ein wenig in den Nacken. Legen Sie den rechten Mittelfinger in die Vertiefung in der Mitte Ihres Hinterkopfes. Schieben Sie den Kopf nach oben und erfühlen Sie mit dem Finger die Bewegung nach hinten. Foto 8

Variante

Aufrechter Sitz. Legen Sie den Kopf ein wenig in den Nacken. Legen Sie die Finger einer Hand auf die Dornfortsätze der Halswirbelkörper. Drücken Sie Ihre Halswirbelsäule nach hinten und erfühlen Sie mit Ihren Fingern die Bewegung nach hinten. Foto 9

Aufrechter Sitz. Legen Sie den Kopf ein wenig in den Nacken. Legen Sie den rechten Mittelfinger in die Kuhle in der Mitte Ihres Hinterkopfes und legen Sie die Finger Ihrer linken Hand auf die Dornfortsätze der Halswirbelkörper. Den Kopf nach oben schieben und die Halswirbelsäule nach hinten drücken. Nehmen Sie dabei die Bewegung der Halswirbelsäule bewusst wahr und erfühlen Sie mit dem Finger die Veränderung in der Halswirbelsäule. Foto 10

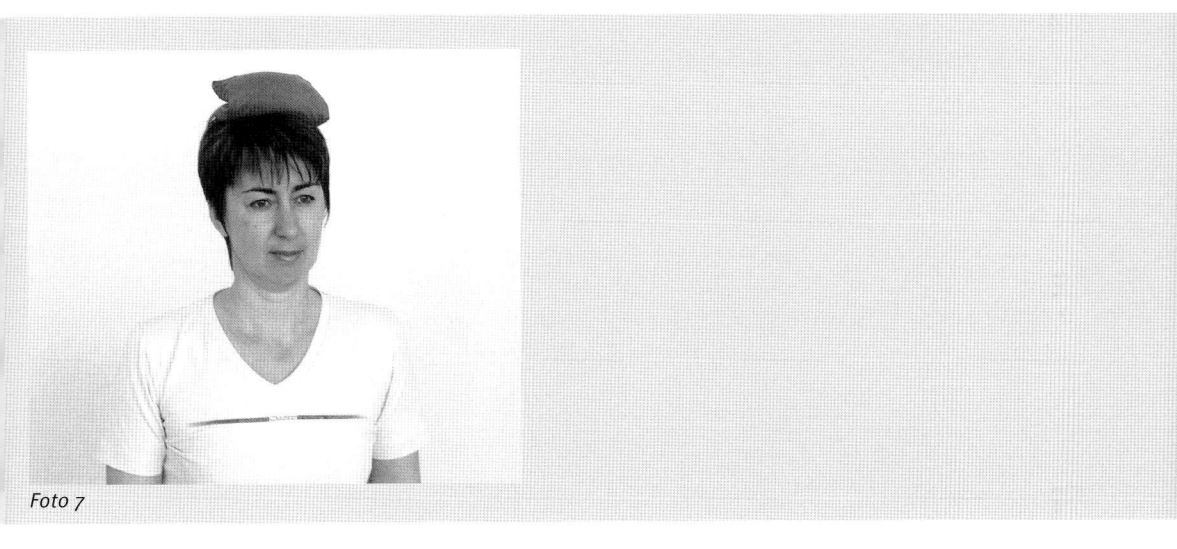

Foto 7

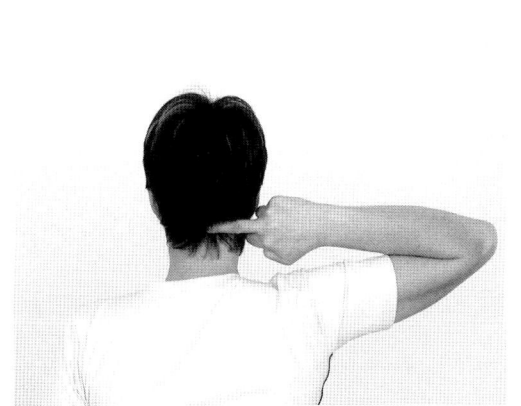

Foto 8

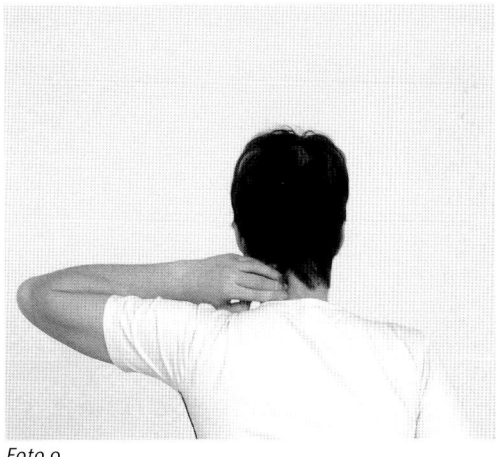

Foto 9

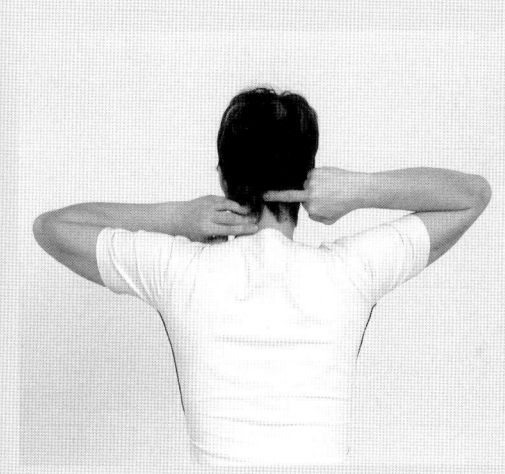

Foto 10

3.1.4 Mobilisierender Anteil

Ausgangsstellung	„Grundhaltung Sitzen" oder „Grundhaltung Stehen", die Arme sind vor der Brust verschränkt.
Übungsausführung	Der Kopf wird langsam nach vorn und wieder zurück geschoben – „wie auf einer Schiene". Foto 11, 12
Hinweise	Bewegen Sie den Kopf ganz langsam. Die Körperhaltung ist aufrecht. Die Schultern und der Oberkörper bewegen sich wiederum nicht mit.
Variation	Die Hände liegen am Hinterkopf.

Ausgangsstellung	„Grundhaltung Sitzen" oder „Grundhaltung Stehen", die Arme locker seitlich am Körper herunterhängen lassen.
Übungsausführung	Der Kopf wird behutsam nach links gedreht und zurück zur Mitte. Wiederholung für die andere Seite. Foto 13
Hinweise	Bewegen Sie den Kopf ganz langsam. Die Körperhaltung ist aufrecht. Die Augen folgen der Bewegung.
Variation	In der gedrehten Position bewegen Sie das Kinn langsam auf- und abwärts. Die Augen folgen erneut dieser Bewegung. Foto 14

Ausgangsstellung	„Grundhaltung Sitzen" oder „Grundhaltung Stehen", die Arme locker seitlich am Körper herunterhängen lassen.
Übungsausführung	Der Kopf wird abwechselnd langsam zur linken und rechten Schulter geneigt. Foto 15
Hinweise	Die Schultern ruhig halten und nicht hochziehen. Der Blick ist geradeaus gerichtet und Sie müssen Ihre beiden Ohren im Spiegel sehen. Durch die Nasenspitze läuft eine Achse und der Kopf soll eine Drehbewegung um diese Achse ausführen.
Variation	In der geneigten Position führen Sie behutsam kleine Nickbewegungen mit dem Kopf aus.

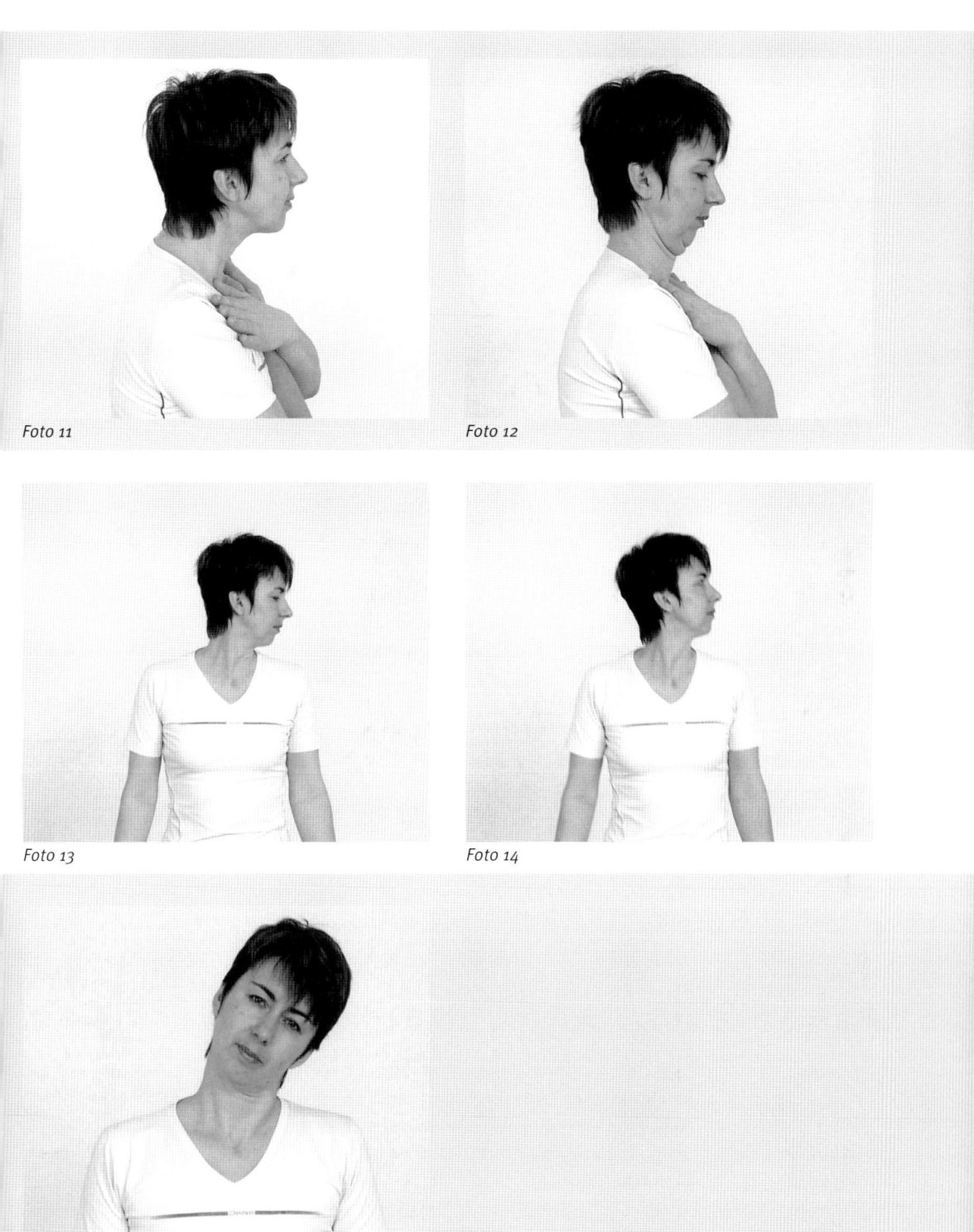

Foto 11

Foto 12

Foto 13

Foto 14

Foto 15

Ausgangsstellung	„Grundhaltung Sitzen" oder „Grundhaltung Stehen", die Arme locker seitlich am Körper herunterhängen lassen.
Übungsausführung	Den Kopf leicht vorneigen und wieder aufrichten. Foto 16
Hinweise	Bewegen Sie den Kopf ganz langsam. Die Körperhaltung ist aufrecht.
Variation	Mit dem nach vorn geneigten Kopf locker hin- und herpendeln.

Ausgangsstellung	„Grundhaltung Sitzen" oder „Grundhaltung Stehen", die Arme locker seitlich am Körper herunterhängen lassen.
Übungsausführung	Der Kopf wird gebeugt und liegt mit dem Kinn auf dem Brustbein. Foto 17 Den Kopf aus dieser Position langsam aufrichten.
Hinweise	Bewegen Sie den Kopf ganz langsam. Die Körperhaltung ist aufrecht.
Variation	Führen Sie mit dem Kopf in der geneigten Position behutsam leichte Pendelbewegungen aus (hin und her).
Hinweise	Das Kopfpendeln dürfen Sie nicht zu hastig ausführen.

Ausgangsstellung	„Grundhaltung Sitzen" oder „Grundhaltung Stehen", die Arme locker seitlich am Körper herunterhängen lassen.
Übungsausführung	Der Kopf wird langsam nach vorn geschoben, das Kinn wird in Richtung Brust geneigt. Foto 18 Den Kopf aus dieser Position langsam aufrichten und langsam wieder zurückziehen.
Hinweise	Bewegen Sie den Kopf ganz langsam. Die Körperhaltung ist aufrecht. Die Schultern und der Oberkörper bewegen sich wiederum nicht mit.
Variation	Die Hände liegen am Hinterkopf.

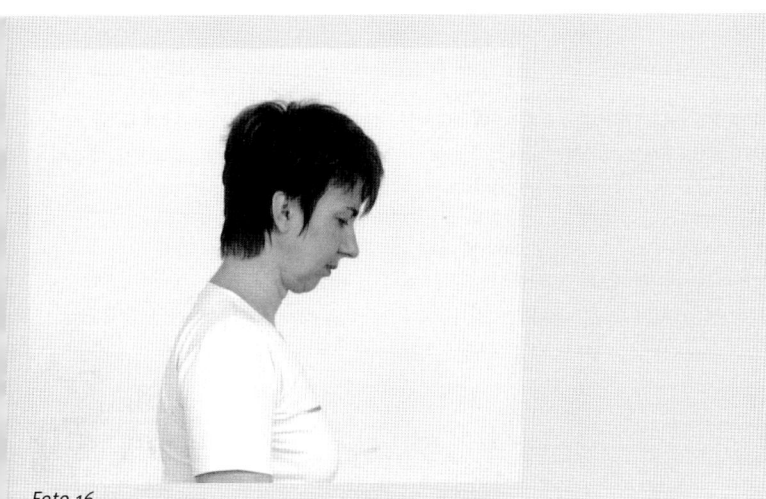
Foto 16

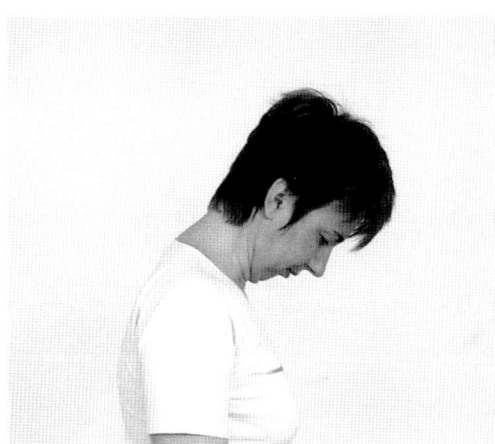
Foto 17

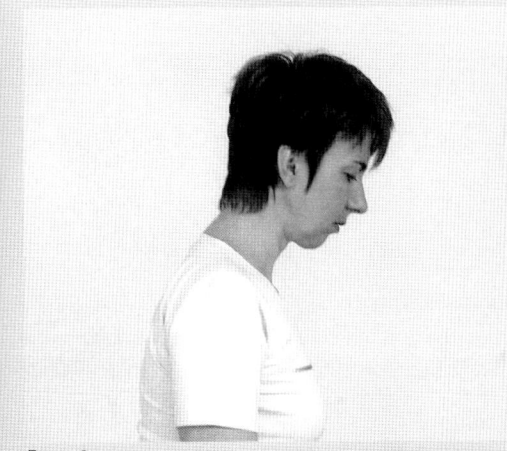
Foto 18

3.1.5
Isometrische Spannungsübungen zur Stärkung der Halswirbelsäule

Isometrische Muskelanspannung bedeutet statische Haltearbeit, bei der der Muskel lediglich Spannung entwickelt, ohne dass es zu einer Längenveränderung kommt oder eine Gelenkbewegung stattfindet. Die Muskelanspannung 6–10 Sekunden (Anfänger 2–3 Sekunden) halten. Während der Ausführung der Übungen soll normal und fließend weitergeatmet werden. Dabei sollte die Anspannung bewusst empfunden werden. Das Spannungsgefühl kann je nach Ziel leicht bis stark sein, soll aber immer noch angenehm bleiben. Danach die Spannung lösen und die Entspannung bewusst erleben. Wiederholen.

Stabilisierender Anteil

Ausgangsstellung	„Grundhaltung Sitzen" oder „Grundhaltung Stehen", ein Arm hängt seitlich locker am Körper herunter, die Hand des anderen Armes liegt an der Stirn.
Übungsausführung	Während die Hand gegen den Kopf drückt, baut der Kopf eine Gegenspannung auf. Foto 19
Hinweise	Der Kopf bleibt nach vorn gerichtet. Schultern nicht hochziehen.

Ausgangsstellung	„Grundhaltung Sitzen" oder „Grundhaltung Stehen", ein Arm hängt seitlich locker am Körper herunter, die Hand des anderen Armes wird an den Hinterkopf gelegt.
Übungsausführung	Während die Hand gegen den Kopf drückt, baut der Kopf eine Gegenspannung auf. Foto 20
Hinweise	Der Kopf bleibt nach vorn gerichtet. Schultern nicht hochziehen.

Ausgangsstellung	„Grundhaltung Sitzen" oder „Grundhaltung Stehen", ein Arm seitlich locker am Körper herunter, die Hand des anderen Armes liegt mit der Handfläche seitlich am Kopf an, der Ellenbogen zeigt nach außen.
Übungsausführung	Während die Hand gegen den Kopf drückt, baut der Kopf eine Gegenspannung auf. Foto 21
Hinweise	Der Kopf bleibt nach vorn gerichtet. Schultern nicht hochziehen.

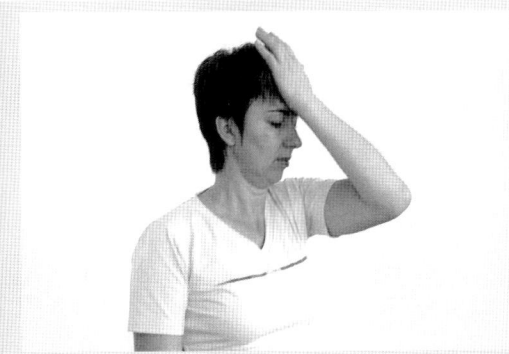
Foto 19

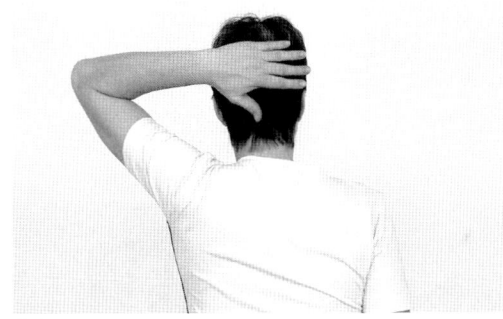
Foto 20

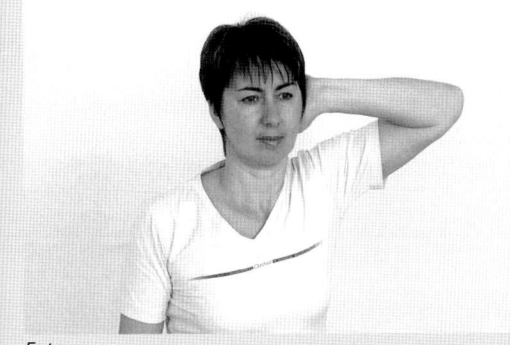
Foto 21

Ausgangsstellung	„Grundhaltung Sitzen" oder „Grundhaltung Stehen", der rechte Arm hängt seitlich locker am Körper herunter, das Kinn fest auf die linke Faust stützen.
Übungsausführung	Nun das Kinn gegen die Faust drücken. Foto 22
Hinweise	Achten Sie darauf, dass sich Schultern und Kopf nicht bewegen.

Ausgangsstellung	„Grundhaltung Sitzen" oder „Grundhaltung Stehen", beide Hände am Nacken. Die Ellenbogen zeigen nach außen.
Übungsausführung	Während die Hände nach vorn drücken, drückt der Nacken in die Gegenrichtung. Foto 23
Hinweise	Der Kopf bleibt nach vorn gerichtet. Schultern nicht hochziehen.
Variation	Die Ellenbogen zeigen auf Schulterhöhe nach vorn, wobei die Unterarme sich berühren, das Kinn liegt zwischen den Unterarmen. Foto 24

Ausgangsstellung	„Grundhaltung Sitzen" oder „Grundhaltung Stehen", eine Hand am Nacken.
Übungsausführung	Mit der anderen Hand Widerstand erzeugen. Die Hand liegt abwechselnd an der Stirn, am Hinterkopf, seitlich am Kopf und am Kinn. Foto 25
Hinweise	Der Kopf bleibt nach vorn gerichtet. Schultern nicht hochziehen.

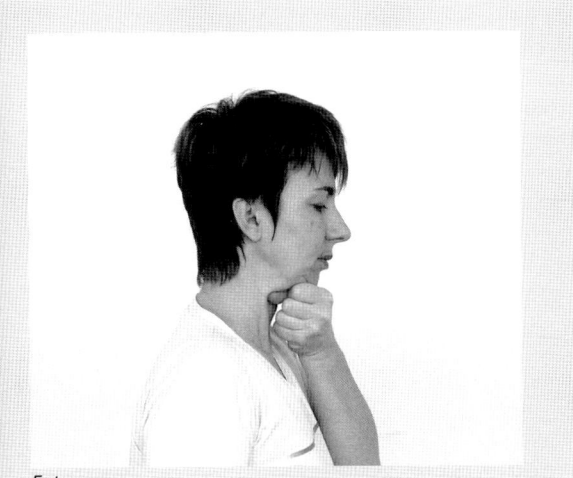
Foto 22

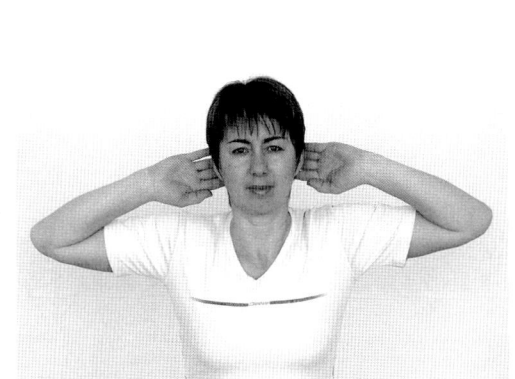
Foto 23

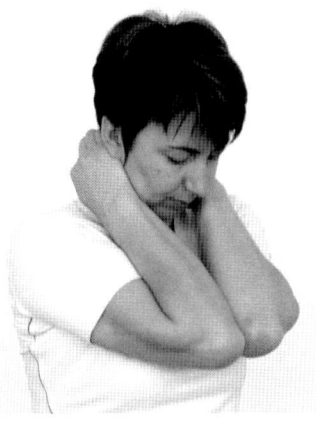
Foto 24

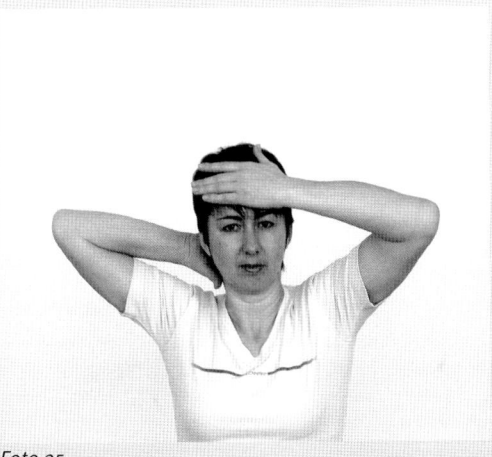
Foto 25

3.1.6 Dehnung der Nackenmuskulatur

Dehnen ist die einfachste aller körperlichen Aktivitäten und außerdem das ideale Gegenmittel zu längerem Stillsitzen und mangelnder Bewegung. Die Dehnung der Muskulatur der Wirbelsäule ist notwendig, weil Sie damit auch Ihre Rumpf- und Rückenbeweglichkeit verbessern. Dehnen macht nicht nur beweglicher, sondern auch „freier" in der Atmung und im Kopf. Die Dehnübungen sind ein wichtiger Ausgleich zur Muskelkräftigung. Es gibt verschiedene Dehntechniken: dynamisch oder statisch, aktiv oder passiv.

Passiv-statisches Dehnen wird auch als Stretching bezeichnet. Das Dehnen ist eine ganz einfache Technik, die Ihnen hilft, sich besser zu fühlen. Es ist sanft und entspannend. Den Muskel langsam und kontrolliert in eine sanfte Dehnstellung bringen, bis ein leichtes Spannungsgefühl auftritt und dort die Dehnposition halten. Dehndauer: ca. 15–30 Sekunden.
Wiederholungszahl: mindestens 2 Mal, höchstens 3 Mal.

Ausgangsstellung	„Grundhaltung Sitzen" oder „Grundhaltung Stehen", legen Sie die Finger an die Schädelbasis, zu beiden Seiten der Wirbelsäule.
Übungsausführung	Schieben Sie Ihren Hinterkopf vorsichtig nach oben und strecken dadurch Ihre Halswirbelsäule. Foto 26
Hinweise	Die Ellenbogen zeigen nach außen.

Ausgangsstellung	„Grundhaltung Sitzen" oder „Grundhaltung Stehen", die Arme hängen locker seitlich am Körper herunter.
Übungsausführung	Der Kopf wird gebeugt und liegt mit dem Kinn auf dem Brustbein. Foto 27 Die Position halten. Um die Dehnung zu verstärken, legen Sie Ihre Fingerspitzen auf den oberen Nacken bzw. die Schädelbasis. Schieben Sie Ihren Kopf sanft mit den Fingern nach unten. Foto 28
Hinweise	Bewegen Sie den Kopf ganz langsam. Die Körperhaltung ist aufrecht.

Ausgangsstellung	„Grundhaltung Sitzen" oder „Grundhaltung Stehen", die Arme hängen locker seitlich am Körper herunter.
Übungsausführung	Der Kopf wird langsam zur linken Schulter geneigt. Die geneigte Position 15–30 Sekunden halten. Wiederholung zur anderen Seite.
Hinweise	Die Schultern ruhig halten und nicht hochziehen. Der Blick ist geradeaus gerichtet und Sie müssen Ihre beiden Ohren im Spiegel sehen. Durch die Nasenspitze läuft eine Achse und der Kopf soll eine Drehbewegung um diese Achse ausführen. Foto 29
Variationen	Zur Verstärkung der Dehnung führen Sie den linken Arm zur rechten, oberen Kopfhälfte und ziehen Sie den Kopf behutsam zur Seite. Schieben Sie Ihren anderen Arm aktiv Richtung Boden. Foto 30

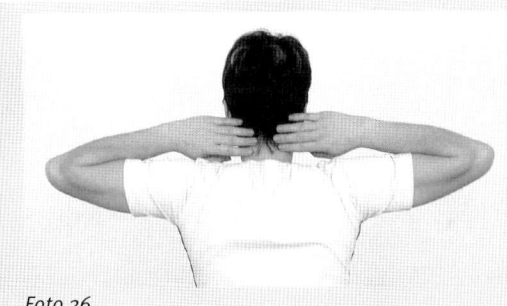

Foto 26

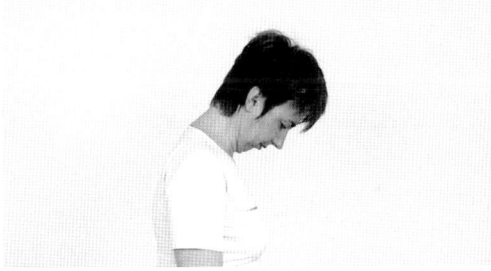

Foto 27

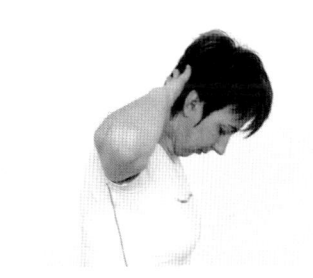

Foto 28

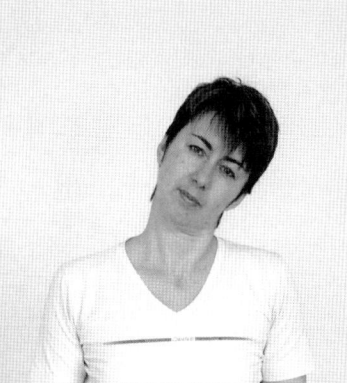

Foto 29

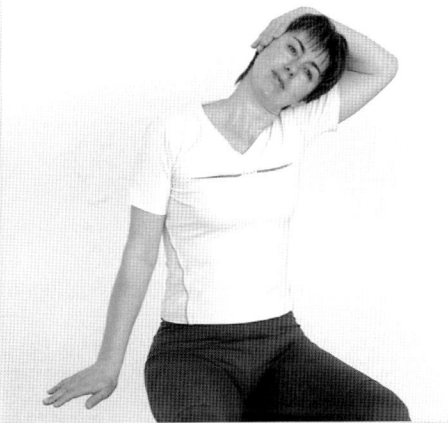

Foto 30

Ausgangsstellung	„Grundhaltung Sitzen" oder „Grundhaltung Stehen", legen Sie den rechten Arm auf den Rücken. Umfassen Sie mit der linken Hand den rechten Arm hinter dem Handgelenk.
Übungsausführung	Neigen Sie Ihren Kopf langsam zur linken Schulter und ziehen Sie dann den rechten Arm nach links und nach unten. Foto 31
Hinweise	Die Schultern ruhig halten und nicht hochziehen. Der Blick ist geradeaus gerichtet und Sie müssen Ihre beiden Ohren im Spiegel sehen.
Variation	Nehmen Sie Ihren rechten Arm in leicht gerundeter Haltung nach vorne. Ziehen Sie den rechten Arm diagonal nach vorn unten.

Anspannungs-Entspannungs-Dehnen (AED)

Diese Dehnmethode besteht aus den drei oben genannten Phasen. Die Muskulatur anspannen, die Spannung 6–10 Sekunden halten, den Muskel 2–3 Sekunden ruhen lassen und die Muskulatur nach der passivstatischen Dehntechnik (ca. 15–30 Sekunden) dehnen. Wiederholungszahl: mindestens 2 Mal.

Ausgangsstellung	„Grundhaltung Sitzen" oder „Grundhaltung Stehen", rechter Arm hängt seitlich am Körper herunter, die linke Hand liegt mit der Handfläche seitlich am Kopf an, der Ellenbogen zeigt nach außen.
Übungsausführung	Während die Hand gegen den Kopf drückt, baut der Kopf eine Gegenspannung auf. Spannung 6–10 Sekunden halten, dann 2–3 Sekunden loslassen. Führen Sie den rechten Arm zur linken, oberen Kopfhälfte und ziehen Sie den Kopf behutsam zur Seite. Schieben Sie Ihren anderen Arm aktiv Richtung Boden. Fotos 32, 33
Hinweise	Der Kopf bleibt nach vorn gerichtet. Schultern nicht hochziehen.

Ausgangsstellung	„Grundhaltung Sitzen" oder „Grundhaltung Stehen", legen Sie die Finger an die Schädelbasis, zu beiden Seiten der Wirbelsäule.
Übungsausführung	Üben Sie einen leichten Druck mit Ihrem Hinterkopf gegen Ihre Finger aus. Spannung 6–10 Sekunden halten, dann für 2–3 Sekunden loslassen. Schieben Sie Ihren Hinterkopf sanft mit den Fingern nach oben und strecken Sie dadurch Ihre Halswirbelsäule. Diese Position 15–30 Sekunden halten. Fotos 34, 35
Hinweise	Der Kopf bleibt nach vorn gerichtet. Schultern nicht hochziehen.

Foto 31

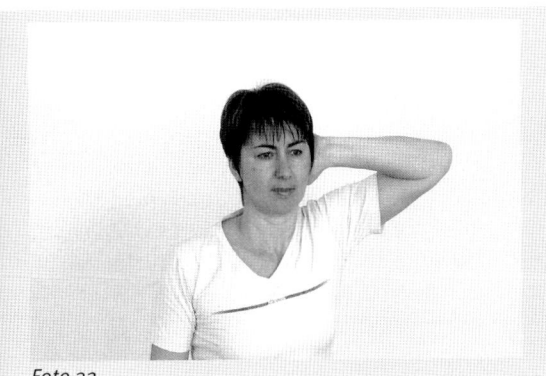

Foto 32

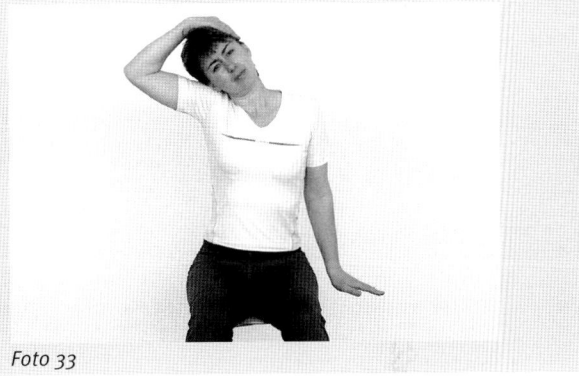

Foto 33

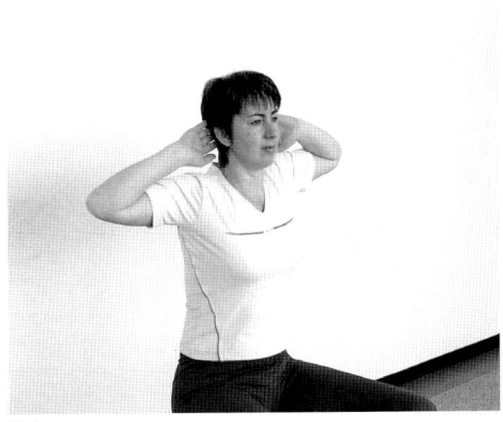

Foto 34

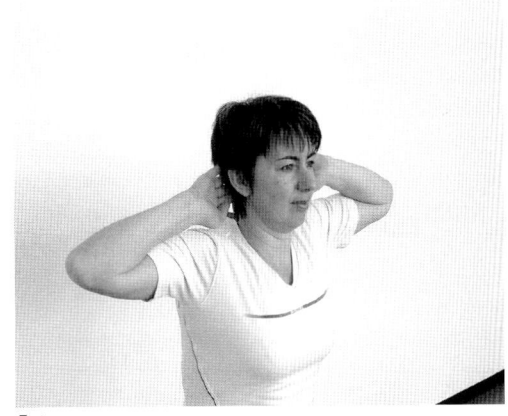

Foto 35

Ausgangsstellung	„Grundhaltung Sitzen" oder „Grundhaltung Stehen", legen Sie die Finger an die Schädelbasis, zu beiden Seiten der Wirbelsäule.
Übungsausführung	Üben Sie einen leichten Druck mit Ihrem Hinterkopf gegen Ihre Finger aus. Die Spannung 6–10 Sekunden halten, dann für 2–3 Sekunden loslassen. Der Kopf wird sanft mit den Händen gebeugt und liegt mit dem Kinn auf dem Brustbein. Diese Position 15–30 Sekunden halten. Fotos 36, 37
Hinweise	Der Kopf bleibt nach vorn gerichtet. Schultern nicht hochziehen.

3.2 Die Brust- und Lendenwirbelsäule

Der mittlere Bereich der Wirbelsäule, die Brustwirbelsäule, ist relativ unbeweglich. Die Gelenkflächen stehen dort frontal. Typisch für die Brustwirbelsäule sind die seitliche Neigung und die geringe Drehung. Jede Rippe ist an zwei Stellen mit dem Brustwirbel beweglich verbunden. Die starke Verbindung mit dem Brustkorb schränkt die Mobilität der Brustwirbelsäule erheblich ein. Während die Bandscheiben durch die große Beweglichkeit der Hals- und Lendenwirbelsäule in diesen Abschnitten großen Scher- und Zugkräften ausgesetzt sind, ist dies an der Brustwirbelsäule nicht der Fall. Deshalb ist ein Bandscheibenvorfall zwischen dem ersten und zwölften Brustwirbelkörper sehr selten. Andererseits werden die Brustwirbelkörper statisch belastet. Wenn Sie nicht auf Ihre Haltung achten oder beispielsweise lange sitzen müssen, kann es schnell zu Schmerzen in den Schulterblättern kommen.

Die Brustwirbelsäule ist Schaltstelle für Rund- und Flachrücken, denn im BWS-Bereich verlaufen die wichtigsten Muskeln für die Streckung der Wirbelsäule und die Bewegungsmuskeln für Schultergürtel und Arme.

Die Lendenwirbelsäule trägt die ganze Last unseres Rumpfes. Der Übergang von der Lendenwirbelsäule zum Kreuzbein ist der am stärksten beanspruchte Teil der Wirbelsäule. In diesem Übergangsbereich finden rund 70 Prozent der Beuge- und Streckbewegungen statt. Kaum eine Bewegung des Körpers geschieht ohne Beteiligung der Lendenwirbelsäule. Ein Mensch ist in der Lage, die Bewegungen in der LWS besser zu kontrollieren und einzusetzen als in der BWS. Ist das Becken nach vorn gekippt, verstärkt sich das Hohlkreuz. Wenn das Becken vollständig aufgerichtet wird, ist die Lordose in der Lendenwirbelsäule aufgehoben und die Wirbel stehen senkrecht aufeinander. Leidet ein Mensch an Kreuzschmerzen, sind in der Regel der vierte und fünfte Lendenwirbel betroffen. Meist strahlen die Schmerzen in die Gesäßmuskulatur, in die Oberschenkel, in die Rückenstrecker und bis ins Becken aus. Wichtig beim Heben: Wirbelsäule gerade halten und Bauchmuskeln anspannen. Wenn Sie zum Beispiel Lasten mit nach vorn gebeugter Wirbelsäule anheben, ist der „Knacks" in Form eines Bandscheibenvorfalles oder eines Hexenschusses vorhersehbar.

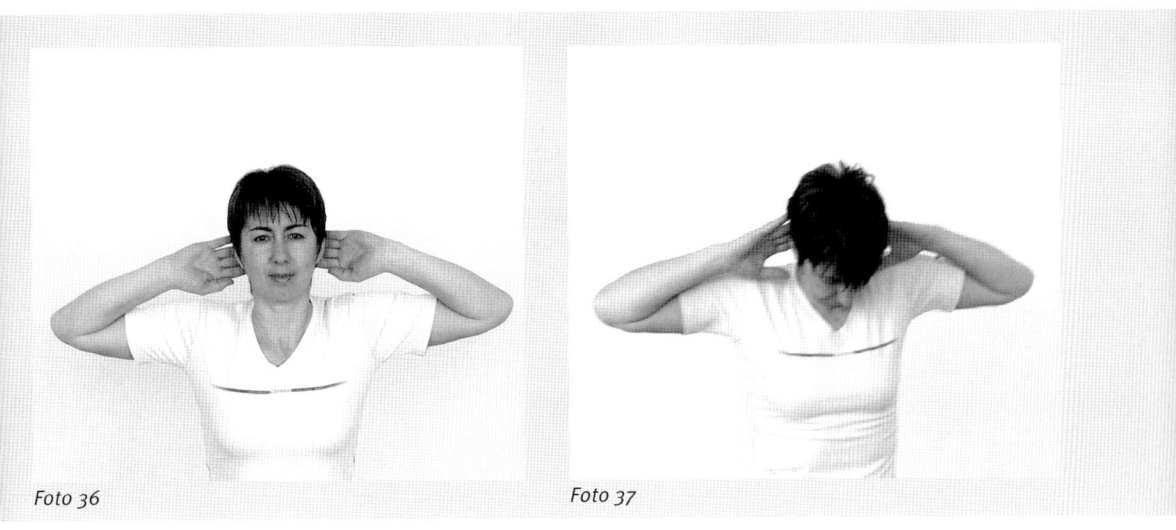

Foto 36 Foto 37

3.2.1 Zur Ausführung der Brust- und Lendenwirbelsäuleübungen

* Bevor Sie mit den Übungen beginnen, erlernen Sie die korrekten Ausgangsstellungen, d. h. „Grundhaltungen".
* Bei jeder Übung ist auf eine gerade, aufrechte Wirbelsäule zu achten. Der Kopf befindet sich in Verlängerung der Wirbelsäule.
* Bei den Mobilisationsübungen dauert eine komplette Bewegungseinheit ca. 6–10 Sekunden, die Endposition ca. 2–3 Sekunden halten. Die Haltezeit kann bis zu 6–8 Sekunden erweitert werden.
* Dehnungspositionen mindestens 10–30 Sekunden halten.
* Die Übungen ca. 3–5 Mal und mindestens 2 Mal für jede Körperseite durchführen.

3.2.2 Stehen

Der aufrechte Stand ist die aktiv aufgerichtete Haltung. In der aktiv aufgerichteten Haltung befindet sich die Muskulatur in einem erhöhten Spannungszustand, deshalb kann der Mensch diese Aktivhaltung in der Regel nicht lange Zeit einnehmen. Die Muskulatur braucht auch Ruhephasen. Bevor Sie mit den Übungen im Stand beginnen, nehmen Sie immer die „Grundhaltung Stehen" ein, da nur dann eine korrekte Übungsausführung gewährleistet ist.

„Grundhaltung Stehen"

Beckenaufrichten
Das Becken stellt die Verbindung vom Rumpf zu den Beinen her. Die Wirbelsäule ist über das Kreuzbein fest mit dem Becken verbunden. Die richtige Stellung des Beckens ist die Grundlage für eine aufrechte Körperhaltung. Sie stehen in hüftbreiter Fuß- und Beinhaltung, ihre Füße sind parallel oder zeigen leicht nach außen. Was man unter „leicht nach außen" versteht, zeigt eine kleine Übung: Stellen Sie Ihre Füße hüftbreit und parallel zueinander. Als visuelles Hilfsmittel kleben Sie einen Punkt neben die 2. Zehe auf den Boden und drehen Sie Ihre Füße in diese Richtung. Foto 38

Ihre Kniegelenke sind leicht gebeugt. Schulter-, Hüft-, Knie- und Fußgelenke bilden eine senkrechte Linie. Spannen Sie Ihre Bauch- und Gesäßmuskulatur an. Um die Wirbelsäule physiologisch zu sichern, wird das Becken aufgerichtet. Foto 39

Brustkorbhebung
Richten Sie Ihren Brustkorb auf und schieben dabei Ihr Brustbein schräg nach vorn oben. Ziehen Sie die Schulterblätter an die Wirbelsäule nach hinten unten. Die Arme hängen locker seitlich am Körper herunter. Drehen Sie die Oberarme leicht nach außen, die Unterarme etwas nach innen.

Kopfhaltung
Strecken Sie Ihre Halswirbelsäule; dabei wird der Kopf leicht angehoben und der Scheitel zeigt nach oben zur Decke. Der Blick ist geradeaus gerichtet.

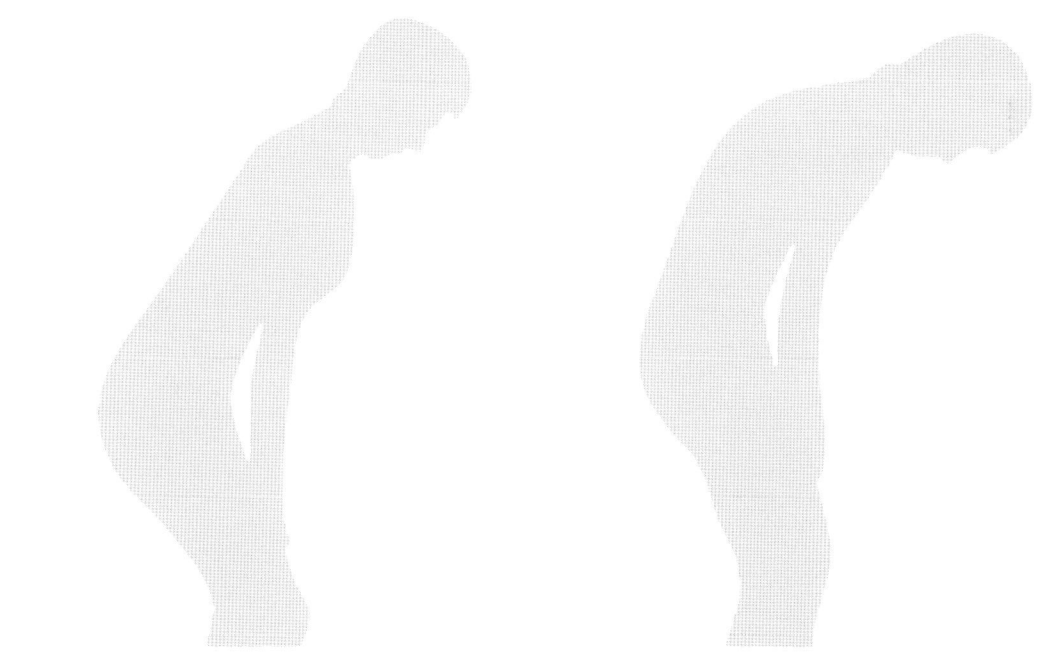

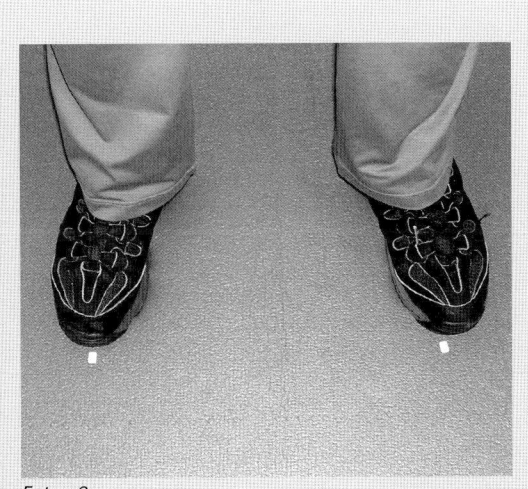
Foto 38

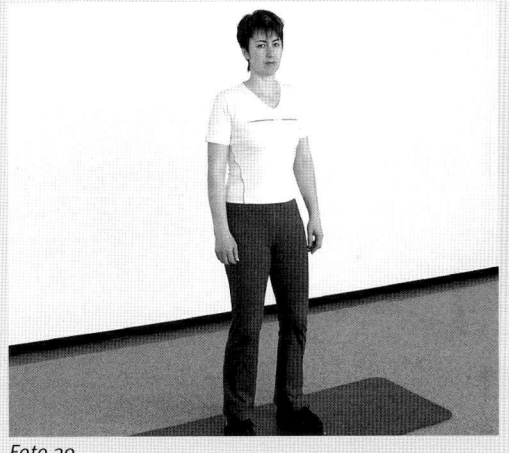
Foto 39

3.2.3 Körperwahrnehmungsübungen für die Wirbelsäulenhaltung

Diese Übungen helfen Ihnen, eine physiologisch günstige Haltung der Wirbelsäule zu finden.
Übungen an der Wand.

Ausgangsstellung	Stellen Sie sich mit dem Rücken gegen eine Wand und berühren Sie mit den Fersen, dem Gesäß, den Schulterblättern und dem Hinterkopf die Wand. Ihre Beine sind durchgestreckt.
Übungsausführung	Versuchen Sie den unteren Rücken (Lendenwirbelsäule) zur Wand zu drücken und Kontakt zur Wand zu halten. Es geht nicht. Richtig! Es geht nicht. An dieser Stelle kommt es immer wieder zu Fehlern. Die Beine sind aus Gewohnheit durchgestreckt. Foto 40 Konzentrieren Sie sich deshalb auf die Beugung der Knie und versuchen Sie es noch einmal. Jetzt geht es.
Hinweise	Bewegen Sie Ihr Becken isoliert, d. h. ohne Beinbewegung. Der Kniewinkel ändert sich nicht. Die Beine sind leicht gebeugt.

Ausgangsstellung	Stellen Sie sich mit dem Rücken gegen eine Wand und berühren Sie mit dem Gesäß, den Schulterblättern und dem Hinterkopf die Wand. Die Fersen befinden sich etwa eine Fußlänge von der Wand entfernt. Ihre Beine sind leicht gebeugt.
Übungsausführung	Drücken Sie den unteren Rücken (Lendenwirbelsäule) zur Wand. Gleichzeitig üben Sie mit allen Körperbereichen, die mit der Wand in Kontakt stehen, einen geringen Druck gegen die Wand aus.
Hinweise	Bewegen Sie Ihr Becken isoliert, d. h. ohne Beinbewegung. Der Kniewinkel ändert sich nicht. Die Beine sind leicht gebeugt. Fotos 41, 42

Ausgangsstellung	„Grundhaltung Stehen".
Übungsausführung	Kippen Sie das Becken abwechselnd nach vorn (starkes Hohlkreuz) und nach hinten (aufrichten). Fotos 43, 44
Hinweise	Bewegen Sie Ihr Becken isoliert, d. h. ohne Beinbewegung. Der Kniewinkel ändert sich nicht. Die Beine sind leicht gebeugt.
Variationen	Eine Hand auf dem Bauch, die andere auf dem Lendenwirbelsäulenbereich. Die Hände seitlich am Becken, an den Beckenkammknochen.

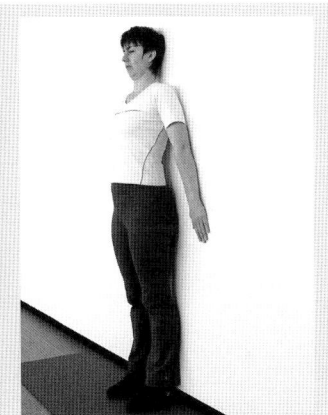
Foto 40

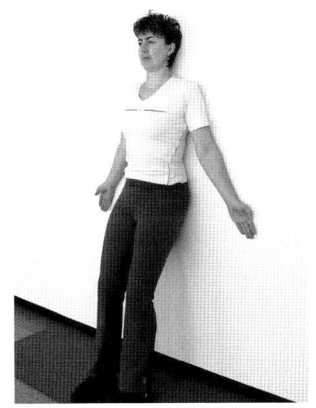
Foto 41

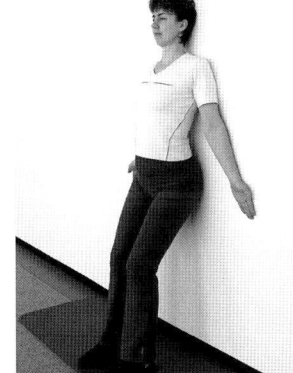
Foto 42

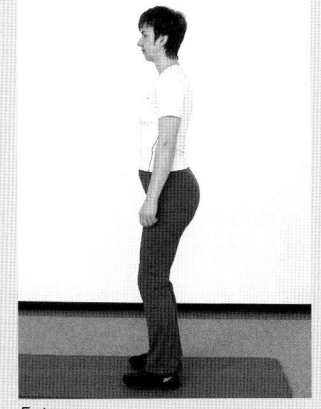
Foto 43

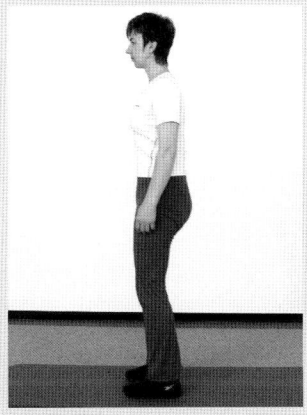
Foto 44

3.2.4 Die Übungen im Stand

Grundübung

Ausgangsstellung	„Grundhaltung Stehen".
Übungsausführung	Ziehen Sie zunächst das Kinn zur Brust, lassen Sie dann die Brustwirbelsäule rund werden und danach die Lendenwirbelsäule. Beugen Sie langsam die Knie und spannen Sie gleichzeitig das Gesäß an.
	Beugen Sie Ihre Beine und den Oberkörper so weit nach vorn, dass die Hände unter den Kniegelenken sind und der Brustwirbelsäulenbereich der höchste Punkt ihres Rückens ist. Die Aufrichtungsbewegung erfolgt in umgekehrter Reihenfolge: Erst wird die Lendenwirbelsäule aufgerollt, dann die Brustwirbelsäule und gleichzeitig strecken Sie langsam die Beine, zum Schluss wird der Kopf aufgerichtet. Fotos 45, 46, 47
Hinweise	Schultern nicht hochziehen.
	Die Auf- und Abrollbewegung fließend ausführen.
Variationen	In der Endposition werden die Arme gleichzeitig oder abwechselnd locker vor- und zurückgeschwungen.
	Bei der Auf- und Abrollbewegung liegen die Hände am Hinterkopf oder
	Sie legen die Finger an die Schädelbasis, zu beiden Seiten der Wirbelsäule.
	In der Ausgangsposition befinden sich die Arme in der Vorhalte. Beim Abrollen schwingen die Arme nach hinten, beim Aufrollen nach vorn.

Die Übungen

Ausgangsstellung	„Grundhaltung Stehen", die Arme sind in der Hochhalte.
Übungsausführung	Strecken Sie abwechselnd die Arme weit nach oben zur Decke. Foto 48
Hinweise	Schieben Sie auch die jeweilige Rumpfseite nach oben.
Variationen	Während der Übungsausführung gehen Sie in den Zehenstand.
	Während der Übungsausführung ziehen Sie den Rumpf und den Kopf leicht zur Seite.
	Die Finger sind verschränkt. Strecken Sie die Arme über den Kopf und ziehen Sie die Handflächen so weit wie möglich nach oben.

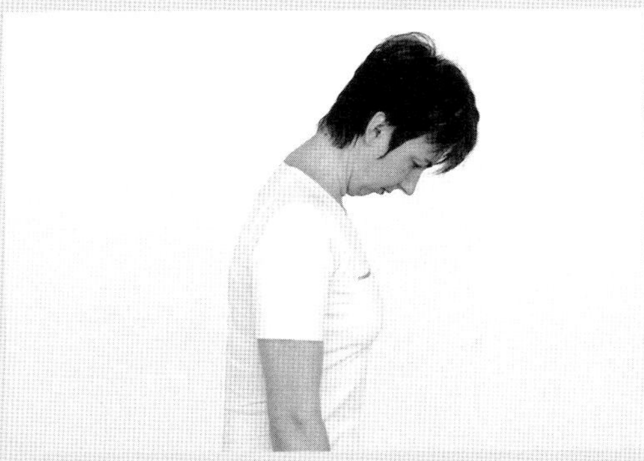

Foto 45

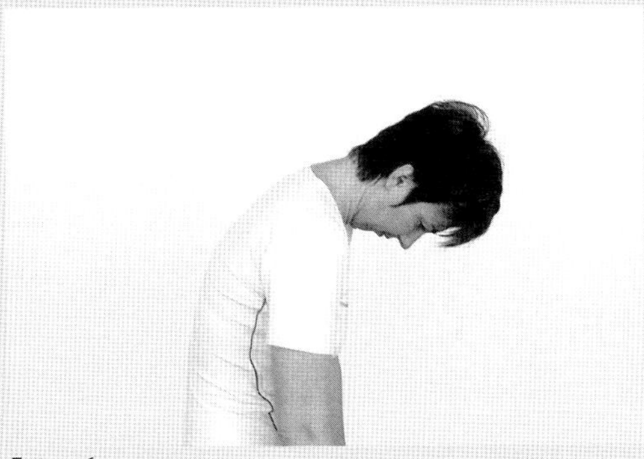

Foto 46

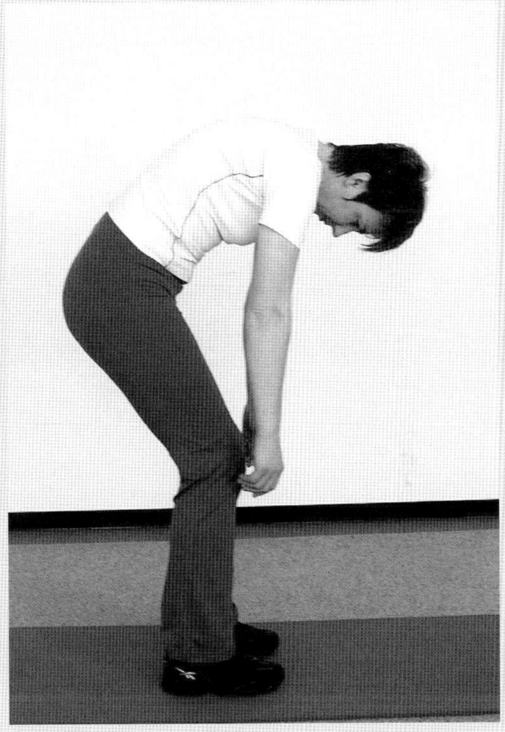

Foto 47

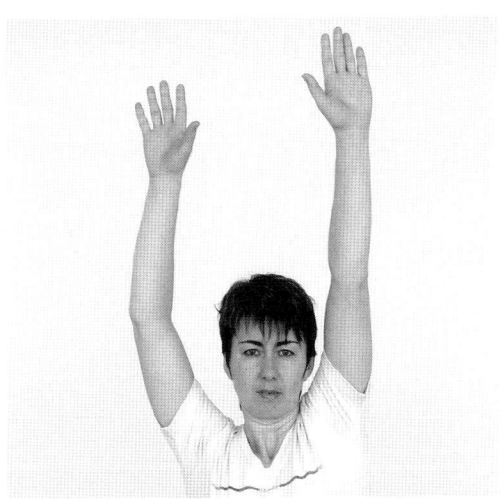
Foto 48

Ausgangsstellung	„Grundhaltung Stehen".
Übungsausführung	Die Brustwirbelsäule wechselweise rund werden lassen und wieder aufrichten. Fotos 49, 50
Hinweise	Ihre Hals- und Lendenwirbelsäule bewegen sich nicht mit.

Ausgangsstellung	„Grundhaltung Stehen".
Übungsausführung	Ziehen Sie zunächst das Kinn zur Brust, lassen Sie die Brustwirbelsäule rund werden und danach schieben Sie den Brustwirbelsäulenbereich nach oben zur Decke. Das Zurückkehren erfolgt in umgekehrter Reihenfolge. Foto 51
Hinweise	Ihre Lendenwirbelsäule bewegt sich nicht mit.
Variation	Die Hände liegen bei der Auf- und Abrollbewegung am Hinterkopf.

Ausgangsstellung	„Grundhaltung Stehen", die Arme sind zur Seite gestreckt, die Handfläche zeigen nach oben.
Übungsausführung	Bei der Abrollbewegung der Hals- und Brustwirbelsäule drehen Sie zugleich Ihre Arme um die Längsachse, so dass in der Endposition die Handfläche wieder nach oben zeigen. Fotos 52, 53
Hinweise	Ihre Lendenwirbelsäule bewegt sich nicht mit.

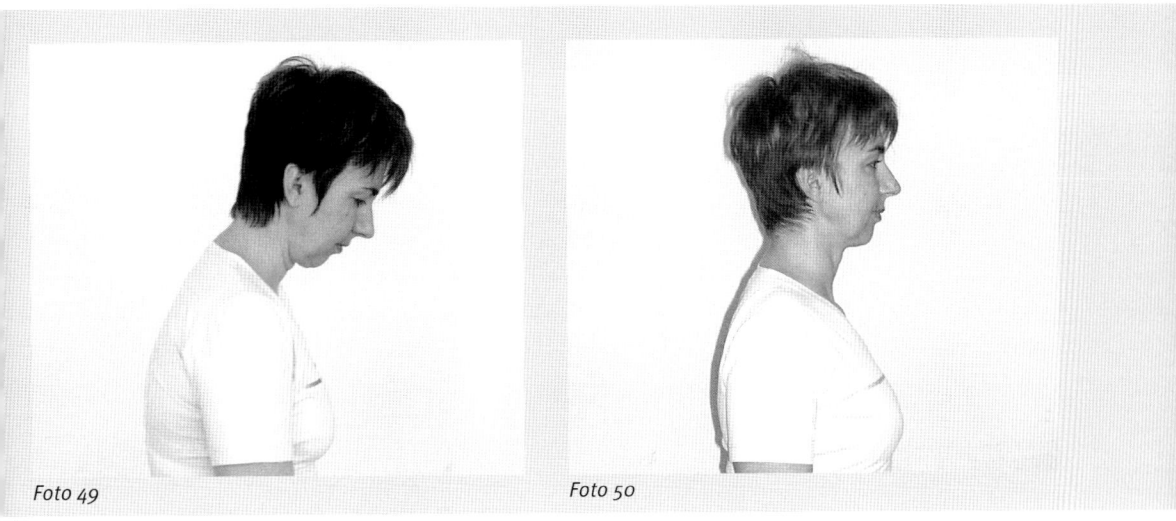

Foto 49 Foto 50

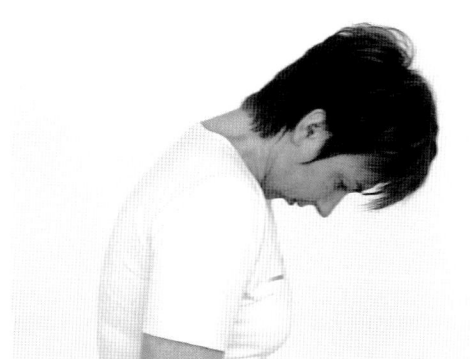

Foto 51

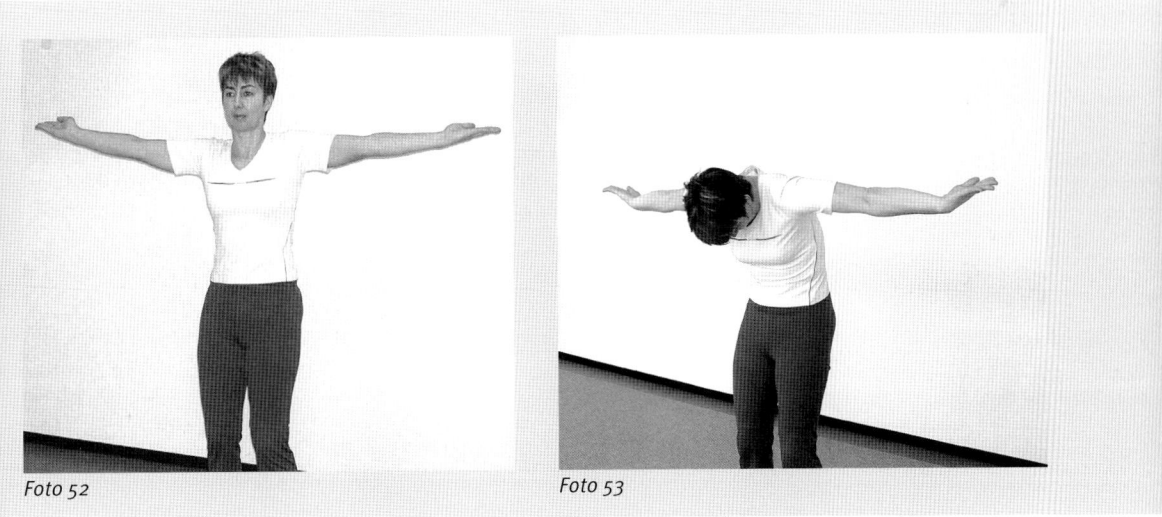

Foto 52 Foto 53

Ausgangsstellung	„Grundhaltung Stehen".
Übungsausführung	Die Hals- und Brustwirbelsäule abrollen, gleichzeitig die Schulter nach vorn fallen lassen und dabei die Daumen nach innen drehen. Beim Aufrollen der Brust- und Halswirbelsäule die Schulter nach hinten ziehen und die Daumen wieder nach außen drehen. Fotos 54, 55
Hinweise	Halten Sie Ihre Lendenwirbelsäule gestreckt. Schultern nicht hochziehen. Die Auf- und Abrollbewegung flüssig ausführen.

Ausgangsstellung	„Grundhaltung Stehen".
Übungsausführung	Öffnen Sie die Arme über die Seiten schräg nach oben. Anschließend beugen Sie den Rumpf vor und umarmen Sie sich. Fotos 56, 57
Hinweise	Die Beine bleiben leicht gebeugt.
Variation	Die Arme nach hinten strecken.

Ausgangsstellung	„Grundhaltung Stehen".
Übungsausführung	Öffnen Sie die Arme über die Seiten schräg nach oben. Anschließend beugen Sie den Rumpf vor, die Arme schließen sich eng hinter den Knien, nun noch den Kopf in Richtung Knie führen. Fotos 58, 59
Hinweise	Becken nicht vorschieben. Der Lendenwirbelsäulenbereich ist der höchste Punkt Ihres Körpers.

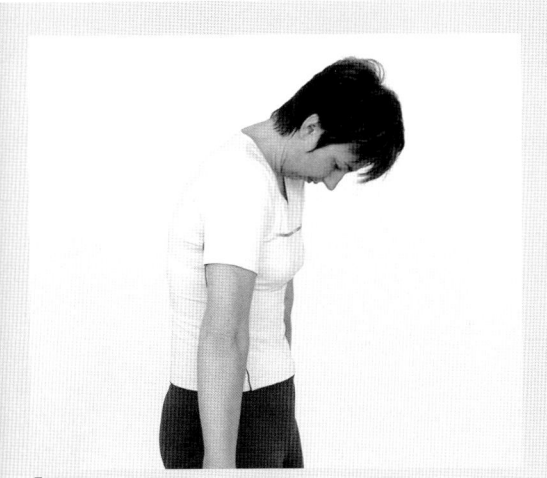
Foto 54

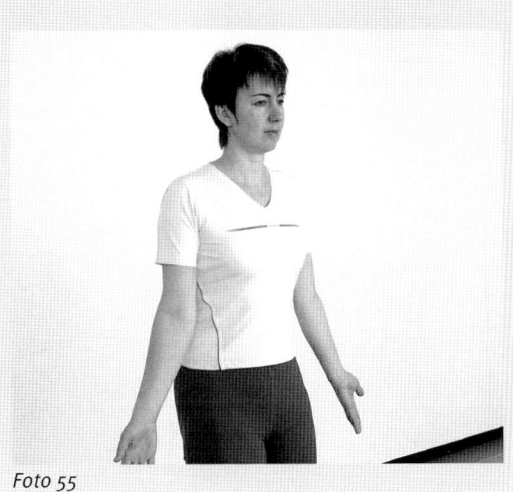
Foto 55

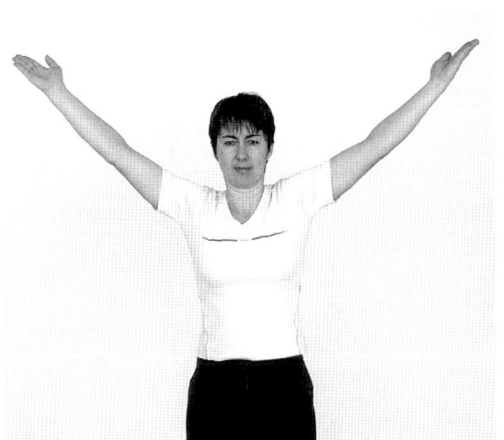
Foto 56

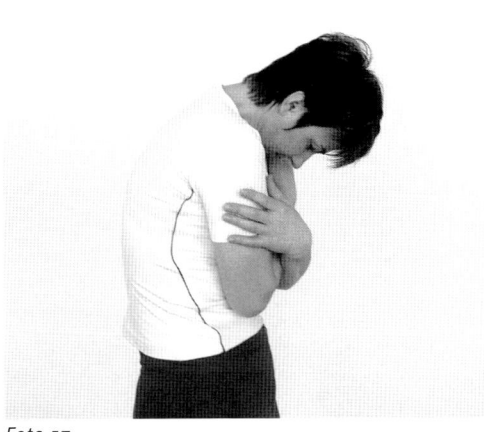
Foto 57

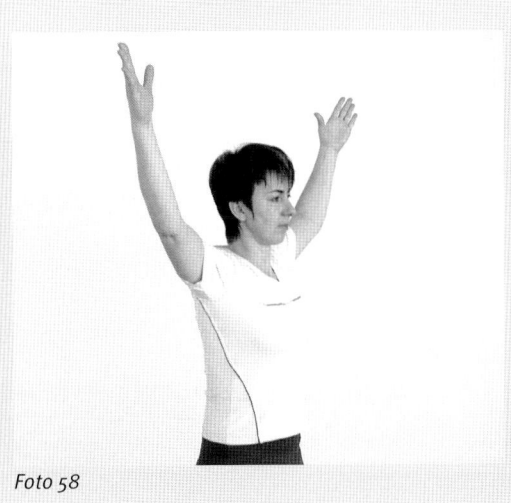
Foto 58

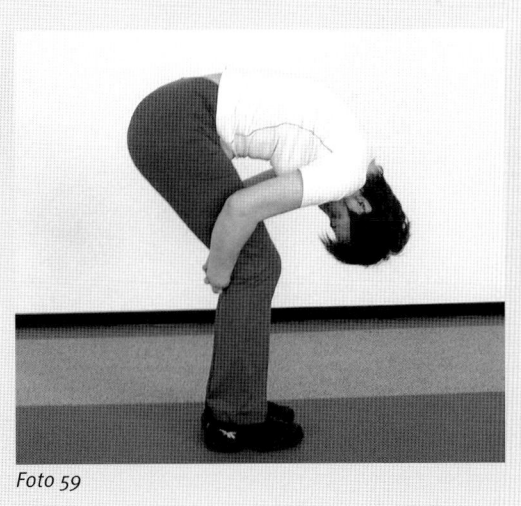
Foto 59

Ausgangsstellung	„Grundhaltung Stehen".
Übungsausführung	Aus dem aufrechten Stand neigen Sie Ihren Oberkörper mit geradem Rücken so weit nach vorn unten, dass Sie Ihren Rücken gerade halten können. 2–3 Sekunden diese Position halten, dann kehren Sie langsam zur Ausgangsposition zurück. Foto 60
Hinweise	Die Beine bleiben leicht gebeugt.
Variation	Die Hände liegen am Hinterkopf. Foto 61

Ausgangsstellung	„Grundhaltung Stehen".
Übungsausführung	Aus dem aufrechten Stand neigen Sie Ihren Oberkörper mit geradem Rücken so weit nach vorn unten, dass Sie Ihre Hände mit gestreckten Armen auf Ihre Knie legen können. Lassen Sie Ihren Rücken rund werden („Katzenbuckel"): zunächst Halswirbelsäule, dann Brust- und Lendenwirbelsäule, 2–3 Sekunden Position halten und dann in umgekehrter Reihenfolge wieder aufrichten. Dabei Arme beugen und strecken, die Ellenbogen zeigen nach außen. Fotos 62, 63
Hinweise	Lassen Sie Ihre Knie stabil gebeugt.
Variation	Lassen Sie Ihre Arme locker neben dem Körper hängen.

Ausgangsstellung	„Grundhaltung Stehen", die Hände sind an den Beckenknochen abgestützt.
Übungsausführung	Schieben Sie Ihren Oberkörper wechselweise zur Seite. Foto 64
Hinweise	Das Becken bewegt sich nicht mit, sondern bleibt stabil.
Variation	Die Arme sind zur Seite gestreckt, die Handflächen zeigen nach oben. Foto 65

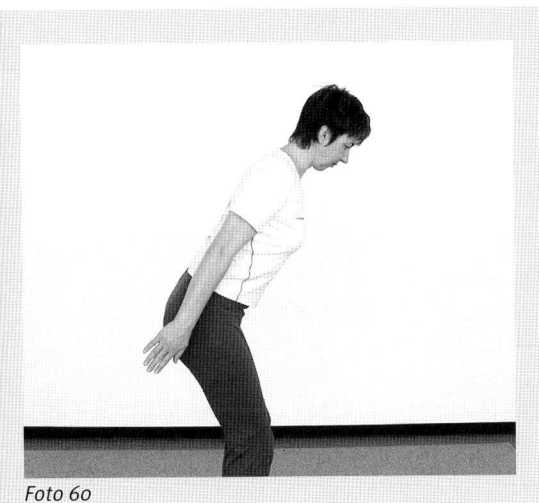
Foto 60

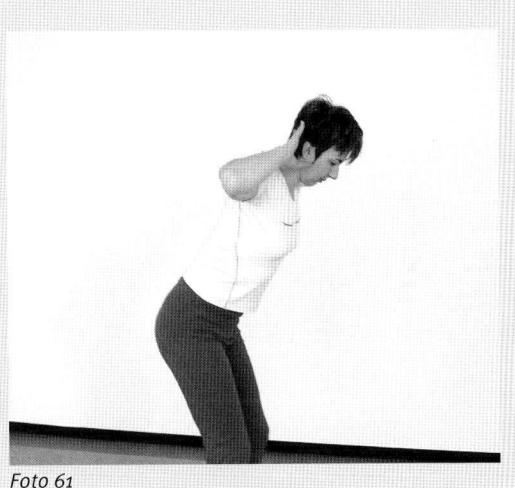
Foto 61

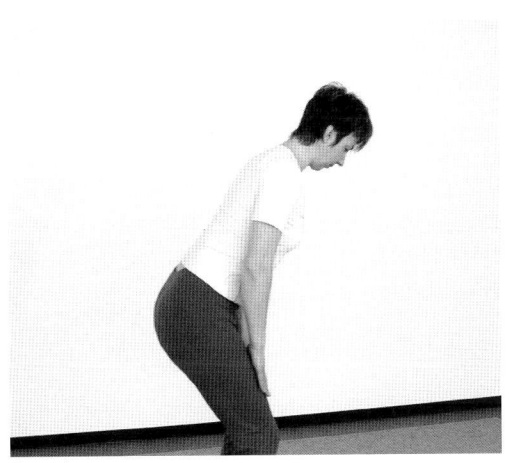
Foto 62

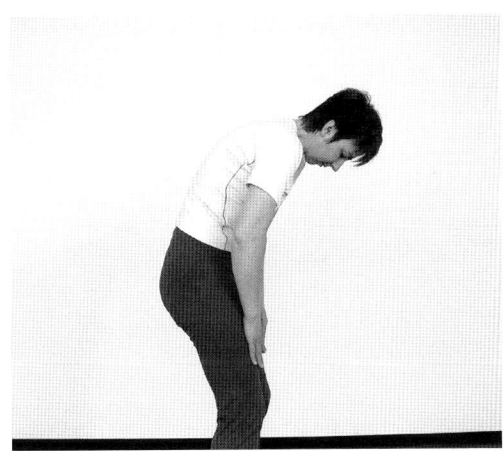
Foto 63

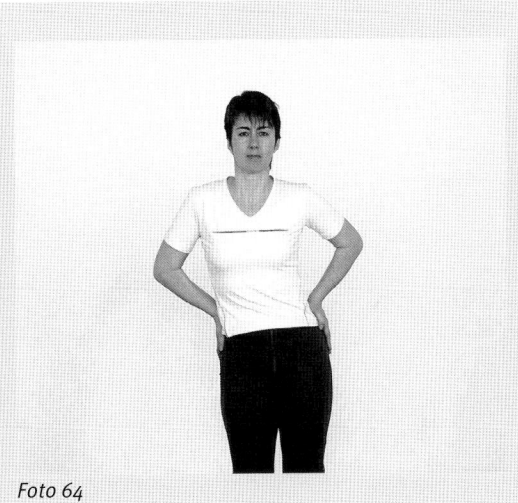
Foto 64

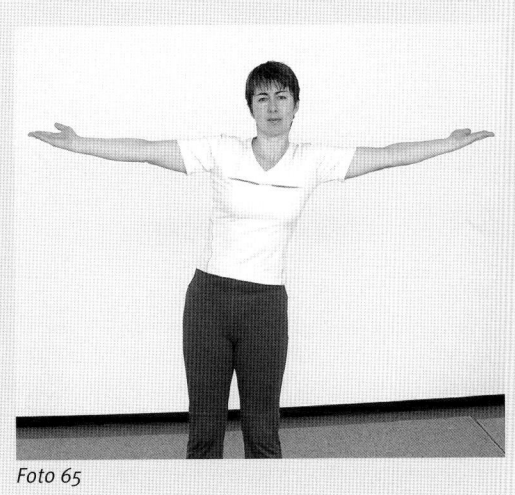
Foto 65

Ausgangsstellung	„Grundhaltung Stehen".
Übungsausführung	Aus dem aufrechten Stand drehen Sie Ihren Oberkörper zur Seite. Position 2–3 Sekunden halten und kehren Sie dann langsam zur Ausgangsposition zurück. Foto 66
Hinweise	Das Becken bewegt sich nicht mit, sondern bleibt stabil. Die Hüfte bleibt aufrecht nach vorn gerichtet. Führen Sie die Bewegung kontrolliert aus.
Variationen	Die Hände liegen am Hinterkopf. Die Arme sind in Schulterhöhe zur Seite gestreckt, die Handflächen zeigen nach oben. Bei der Übungsausführung verfolgen Sie eine gedachte Linie an der Wand in Augenhöhe. Foto 67 Die Arme sind in der Hochhalte. Die linke Hand liegt am Nacken und die rechte Hand mit dem Handrücken am Lendenwirbelsäulenbereich. Drehen Sie den Oberkörper nach links. Die Hände liegen am Hinterkopf. Die Beine sind überkreuzt.

Ausgangsstellung	„Grundhaltung Stehen", Arme in Vorhalte.
Übungsausführung	Bei der Abrollbewegung der Halswirbelsäule, Brust- und Lendenwirbelsäule drehen Sie den Oberkörper leicht zur Seite und zugleich schwingen Ihre Arme mit. Bei der Aufrollbewegung der Wirbelsäule führen Sie die Arme wieder in Vorhalte. Fotos 68, 69
Hinweise	Lassen Sie Ihre Knie stabil gebeugt. Der Kopf verfolgt die Bewegung der Arme.

Ausgangsstellung	„Grundhaltung Stehen", die Hände liegen am Hinterkopf.
Übungsausführung	Aus dem aufrechten Stand drehen Sie Ihren Oberkörper zur rechten Seite, rollen Ihre Wirbelsäule langsam ab und neigen den linken Ellenbogen in Richtung des rechten Knies. Position 2–3 Sekunden halten und kehren Sie dann langsam zur Ausgangsposition zurück. Erst die Wirbelsäule Wirbel für Wirbel von unten nach oben aufrollen, dann den Oberkörper zur Mitte drehen. Fotos 70, 71
Hinweise	Die Ellenbogen sind weit auseinander. Das Gesäß nicht nach hinten schieben. Führen Sie die Bewegung kontrolliert aus.
Variationen	Beim Zusammenführen wird gleichzeitig das rechte Knie angehoben. Foto 72 Beim Zusammenführen wird gleichzeitig das linke Knie angehoben.

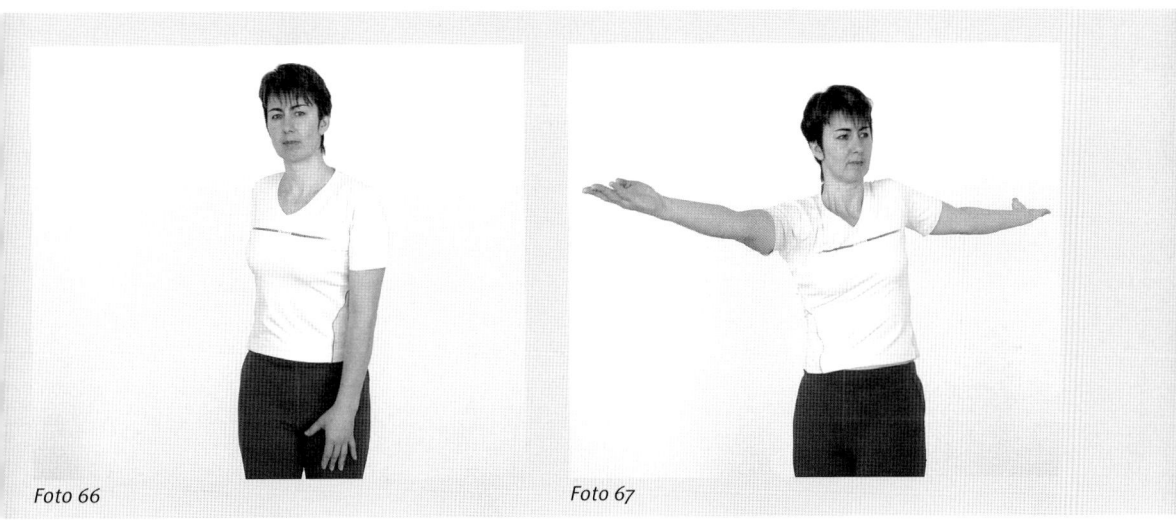

Foto 66 Foto 67

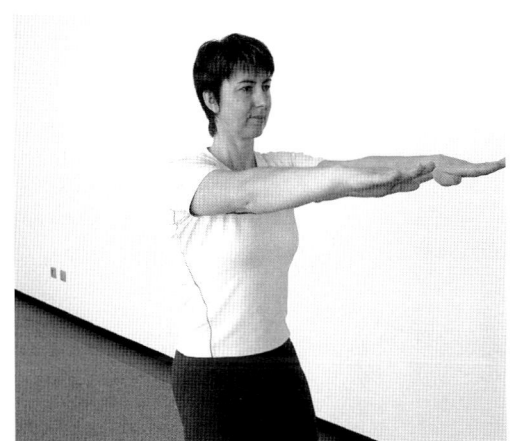
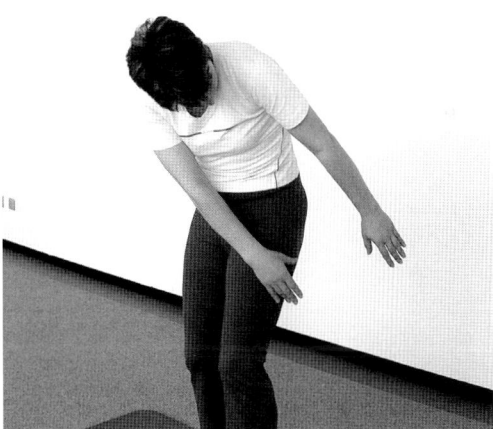

Foto 68 Foto 69

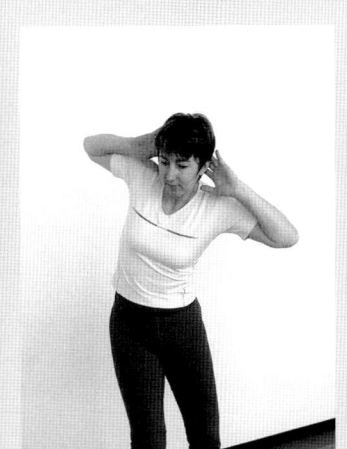
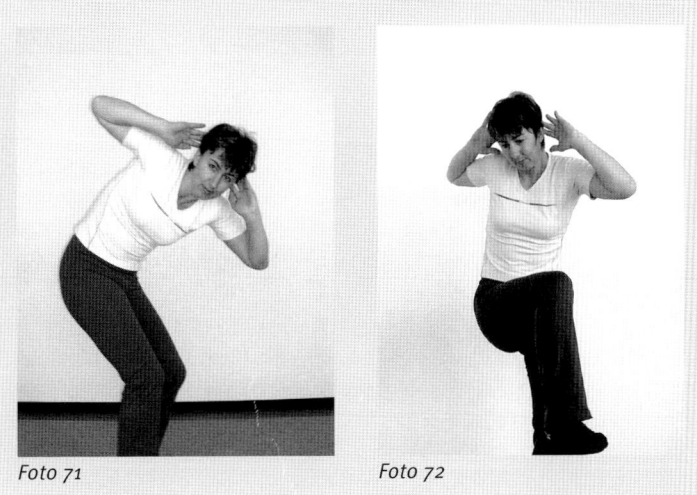

Foto 70 Foto 71 Foto 72

Ausgangsstellung	„Grundhaltung Stehen", die gestreckten Arme in der Hochhalte.
Übungsausführung	Aus dem aufrechten Stand drehen Sie Ihren Oberkörper zur rechten Seite, rollen Ihre Wirbelsäule langsam ab und führen den linken Ellenbogen zum angehobenen rechten Knie. Zurückkehren in umgekehrter Reihenfolge. Foto 73
Hinweise	Der rechte Arm bleibt nach oben gestreckt. Führen Sie die Bewegung kontrolliert aus. Den ganzen Körper in Spannung bringen, um das Gleichgewicht zu halten.

Ausgangsstellung	Leichter Grätschstand.
Übungsausführung	Aus dem leichten Grätschstand neigen Sie den Kopf zur Seite und rollen Brust- und Lendenwirbelsäule weiter ab. Zur Ausgangsposition rollen Sie die Wirbelsäule in umgekehrter Reihenfolge auf: erst die Lendenwirbelsäule, dann Brust- und Halswirbelsäule. Foto 74
Hinweise	Vermeiden Sie Ausweichbewegungen, neigen Sie den Oberkörper in einer Ebene seitlich. Die Hüfte bleibt aufrecht nach vorn gerichtet. Der Blick ist geradeaus gerichtet und Sie müssen Ihre beiden Ohren im Spiegel sehen.
Variationen	Die Hände liegen am Hinterkopf.
	Die gestreckten Arme sind in Hochhalte. Umgreifen Sie mit einer Hand das andere Handgelenk und schieben es in die Diagonale nach oben. Foto 75
	Einen Arm nach oben strecken, den anderen Arm gebeugt mit der Handfläche nach oben vor bzw. hinter dem Körper halten. Während der Übungsausführung schieben Sie den oberen Arm in die Diagonale nach oben und den unteren Arm führen Sie am Körper vorbei. Foto 76
	Die Hände liegen aufeinander rückwärts. Die gestreckten Arme sind in Hochhalte.

Ausgangsstellung	Grätschstand, die gestreckten Arme sind in der Hochhalte.
Übungsausführung	Aus dem Grätschstand neigen Sie den Kopf zur linken Seite und rollen Brust- und Lendenwirbelsäule weiter ab, gleichzeitig beugen Sie das rechte Bein und strecken das linke Bein. Führen Sie die Arme in Richtung linken Fuß. Fotos 77, 78
Hinweise	Vermeiden Sie die Ausweichbewegung, neigen Sie den Oberkörper in einer Ebene seitlich. Der Blick ist geradeaus gerichtet und Sie müssen Ihre beiden Ohren im Spiegel sehen.
Variation	Die Hände liegen am Hinterkopf.

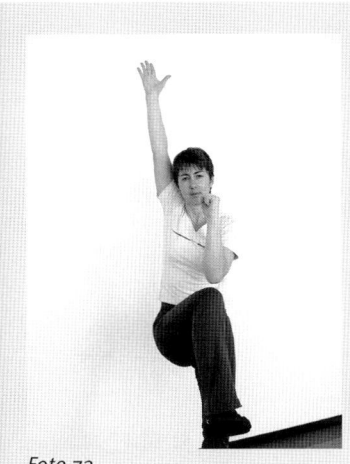
Foto 73

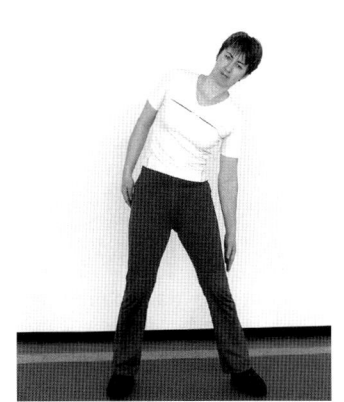
Foto 74

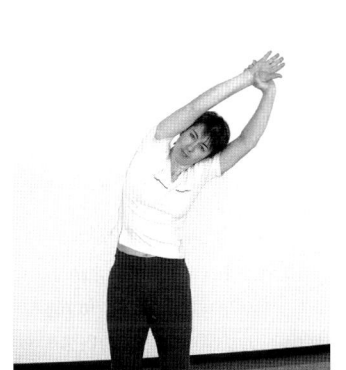
Foto 75

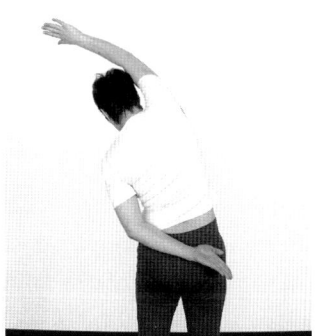
Foto 76

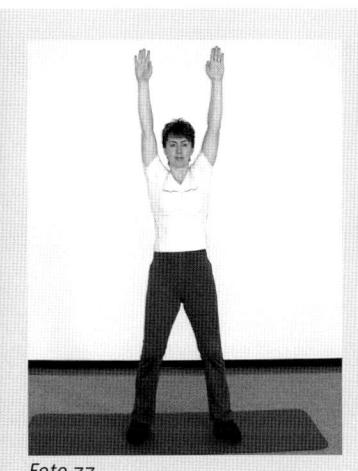
Foto 77

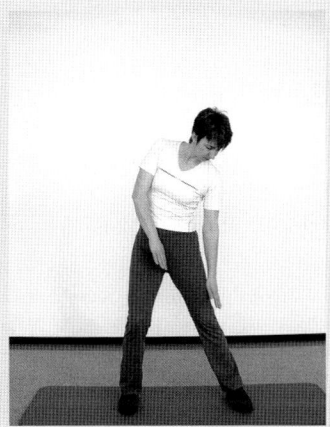
Foto 78

Ausgangsstellung	Grätschstand, die gestreckten Arme sind in der Hochhalte.
Übungsausführung	Aus dem Grätschstand neigen Sie den Oberkörper zur linken Seite, gleichzeitig beugen Sie das linke Bein und strecken das rechte Bein. Während der Übungsausführung schieben Sie den rechten Arm über den Kopf in die Diagonale schräg nach unten und den linken Arm mit der Handfläche nach oben vor dem Körper diagonal schräg nach oben. Fotos 79, 80
Hinweise	Vermeiden Sie die Ausweichbewegung, neigen Sie den Oberkörper in einer Ebene seitlich. Der Blick ist geradeaus gerichtet und Sie müssen Ihre beiden Ohren im Spiegel sehen.
Variation	Den linken Arm mit der Handfläche nach oben hinter dem Körper diagonal schräg nach oben führen.

Ausgangsstellung	Ausfallschritt, die gestreckten Arme sind in der Hochhalte.
Übungsausführung	Ziehen Sie zunächst das Kinn zur Brust, lassen Sie dann die Brustwirbelsäule rund werden und danach die Lendenwirbelsäule. Beugen Sie langsam den Rumpf und führen Sie den Kopf in Richtung des vorderen Knies. Das Gleichgewicht wird nach vorn verlagert. Die Bewegung beim Aufrichten erfolgt in umgekehrter Reihenfolge: Erst wird die Lendenwirbelsäule aufgerollt, dann die Brust- und Halswirbelsäule. Fotos 81, 82
Hinweise	Den Oberkörper so weit nach vorn neigen, dass die Hände unter den Fußgelenken sind und der Lendenwirbelsäulenbereich der höchste Punkt Ihres Rückens ist.

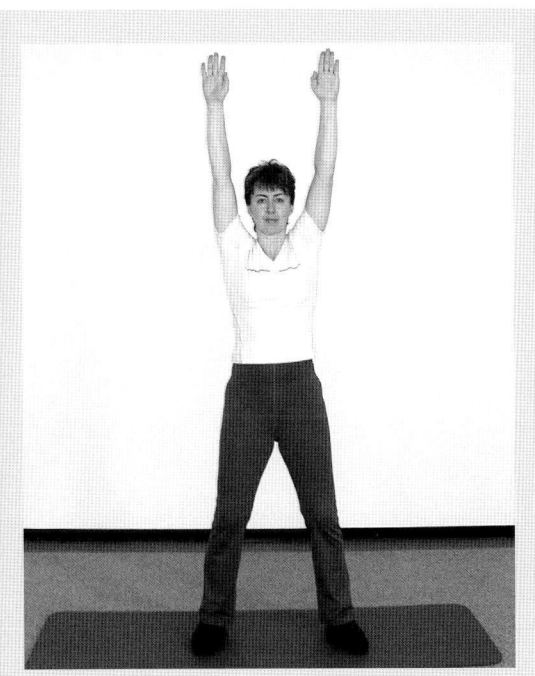
Foto 79

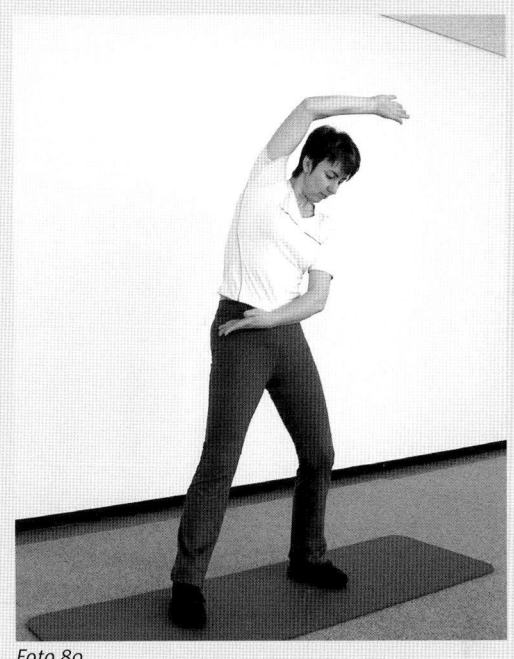
Foto 80

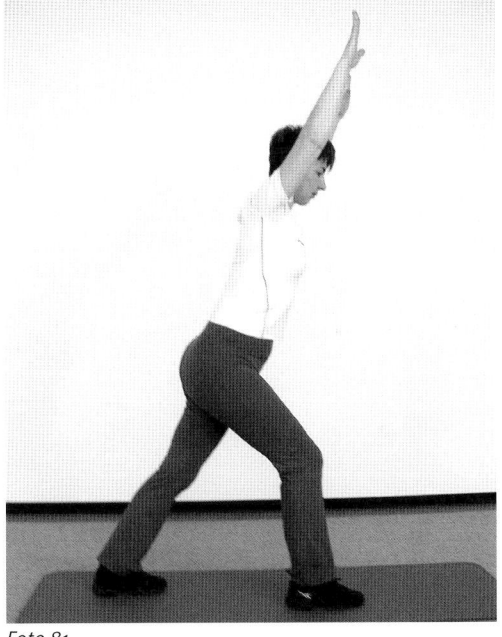
Foto 81

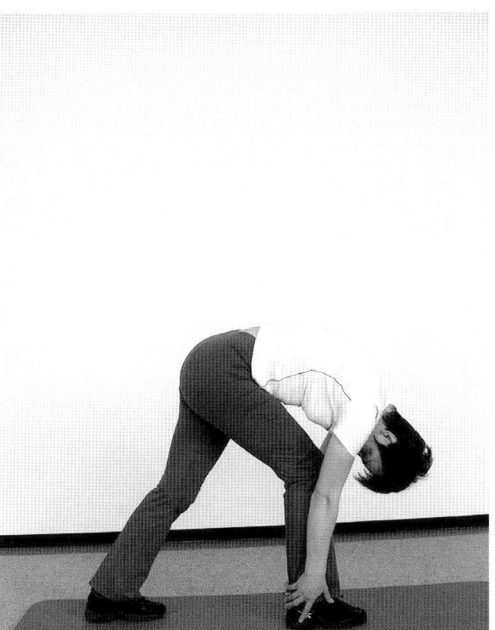
Foto 82

3.2.5 Die Übungen im Sitzen

Grundübung

Ausgangsstellung	„Grundhaltung Sitzen".
Übungsausführung	Zunächst die Halswirbelsäule rund werden lassen, dann die Brustwirbelsäule und danach die Lendenwirbelsäule. Die Bewegung beim Aufrichten erfolgt in umgekehrter Reihenfolge: Erst wird die Lendenwirbelsäule aufgerollt, dann die Brustwirbelsäule und zum Schluss wird der Kopf aufgerichtet. Fotos 83, 84, 85
Hinweise	Schultern nicht hochziehen. Die Auf- und Abrollbewegung flüssig ausführen.

Ausgangsstellung	„Grundhaltung Sitzen", Arme sind in der Hochhalte.
Übungsausführung	Strecken Sie abwechselnd die Arme weit nach oben zur Decke. Foto 86
Hinweise	Schieben Sie auch die jeweilige Rumpfseite nach oben.
Variationen	Während der Übungsausführung ziehen Sie den Rumpf und den Kopf leicht zur Seite.
	Die Finger sind verschränkt. Strecken Sie die Arme über den Kopf und ziehen Sie die Handflächen maximal nach oben.

Ausgangsstellung	„Grundhaltung Sitzen".
Übungsausführung	Die Brustwirbelsäule wechselweise rund werden lassen und wieder aufrichten. Fotos 87, 88
Hinweise	Ihre Hals- und Lendenwirbelsäule bewegen sich nicht mit.

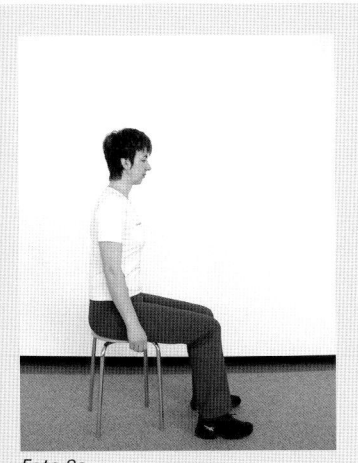
Foto 83

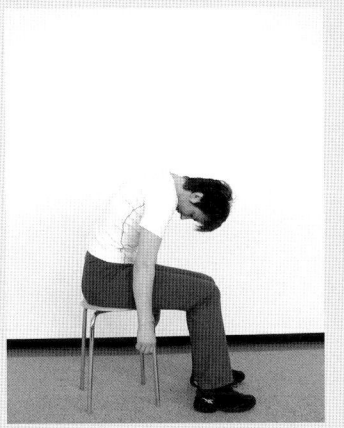
Foto 84

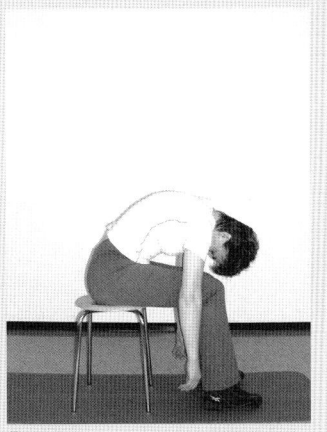
Foto 85

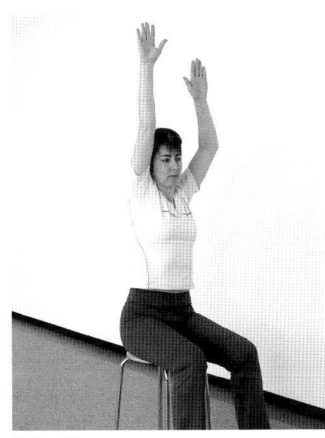
Foto 86

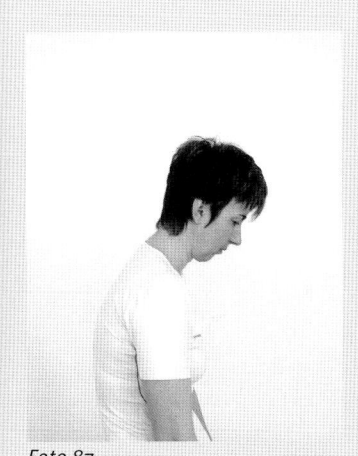
Foto 87

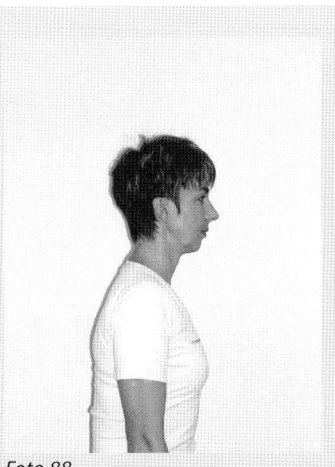
Foto 88

Ausgangsstellung	„Grundhaltung Sitzen".
Übungsausführung	Die Hals- und Brustwirbelsäule abrollen und gleichzeitig die Schultern nach vorn fallen lassen, dabei die Daumen nach innen drehen. Beim Aufrollen der Brust- und Halswirbelsäule die Schulter nach hinten ziehen und die Daumen wieder nach außen drehen. Fotos 89, 90
Hinweise	Halten Sie Ihre Lendenwirbelsäule gestreckt. Schultern nicht hochziehen. Die Auf- und Abrollbewegung flüssig ausführen.

Ausgangsstellung	„Grundhaltung Sitzen", die Arme sind zur Seite gestreckt, die Handflächen zeigen nach oben.
Übungsausführung	Bei der Abrollbewegung der Hals- und Brustwirbelsäule drehen Sie zugleich Ihre Arme so um die Längsachse, dass in der Endposition die Handflächen wieder nach oben zeigen. Fotos 91, 92
Hinweise	Ihre Lendenwirbelsäule bewegt sich nicht mit.

Ausgangsstellung	„Grundhaltung Sitzen".
Übungsausführung	Ziehen Sie zunächst das Kinn zur Brust, lassen Sie die Brustwirbelsäule rund werden und schieben Sie danach den Brustwirbelsäulenbereich nach oben zur Decke. Das Zurückkehren erfolgt in umgekehrter Reihenfolge. Foto 93
Hinweise	Ihre Lendenwirbelsäule bewegt sich nicht mit.
Variation	Die Hände liegen bei der Auf- und Abrollbewegung am Hinterkopf.

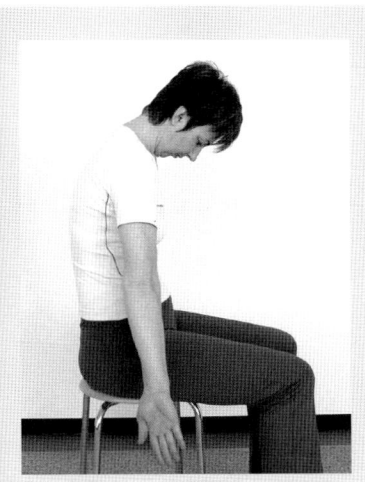
Foto 89

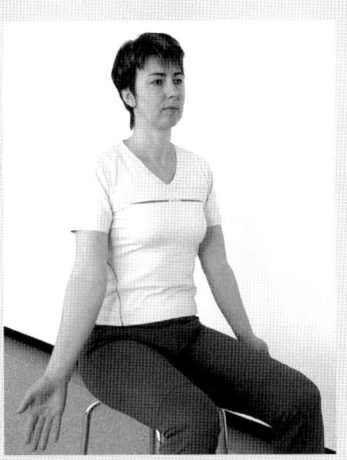
Foto 90

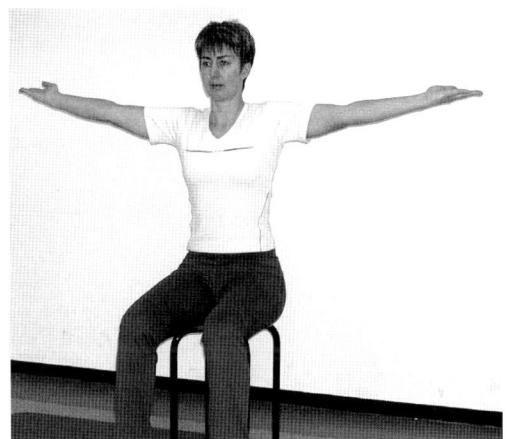
Foto 91

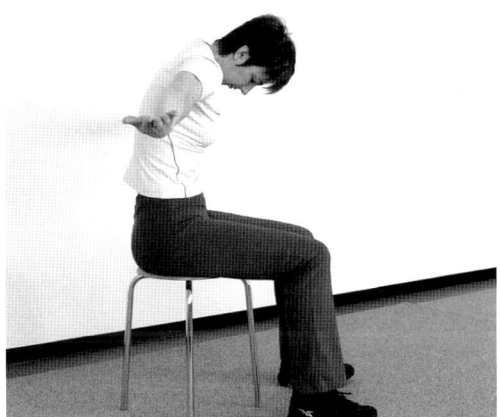
Foto 92

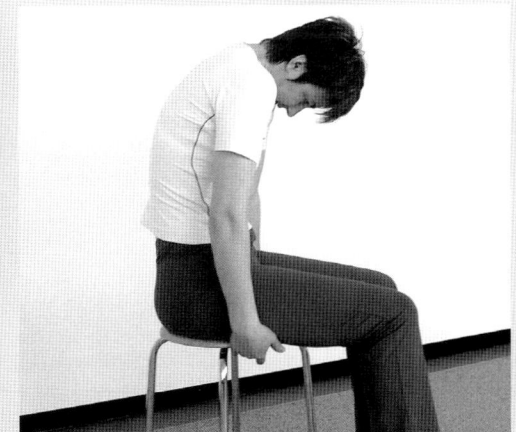
Foto 93

Ausgangsstellung	„Grundhaltung Sitzen", eine Hand auf das Brustbein, die andere auf den Bauch legen, und zwar so, dass kleiner Finger und Daumen sich leicht berühren. Fotos 94, 95
Übungsausführung	Aus dem aufrechten Sitz krümmen Sie sich und richten sich wieder auf.
Hinweise	Im Lot bleiben, Oberkörper nicht nach vorn neigen. Die Hände sollen sich annähern, möglichst berühren.

Ausgangsstellung	„Grundhaltung Sitzen".
Übungsausführung	Öffnen Sie die Arme über die Seiten schräg nach oben. Anschließend beugen Sie den Rumpf vor und umarmen Sie sich. Fotos 96, 97
Hinweise	Der Brustwirbelsäulenbereich ist der höchste Punkt Ihres Körpers.
Variation	Die Arme nach hinten strecken.

Ausgangsstellung	„Grundhaltung Sitzen".
Übungsausführung	Öffnen Sie die Arme über die Seiten schräg nach oben. Anschließend beugen Sie den Rumpf vor, die Arme schließen sich eng hinter den Knien und dann den Kopf in Richtung Knie führen. Fotos 98, 99
Hinweise	Der Brustwirbelsäulenbereich ist der höchste Punkt Ihres Körpers.

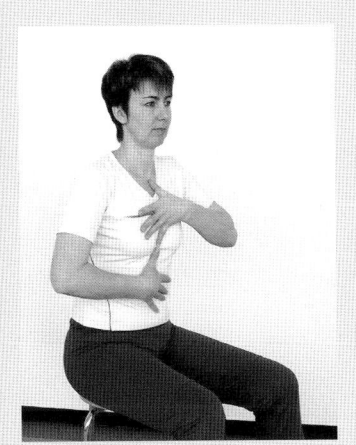
Foto 94

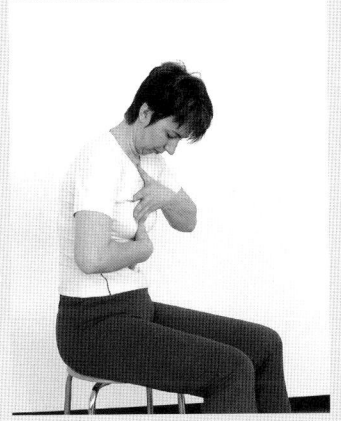
Foto 95

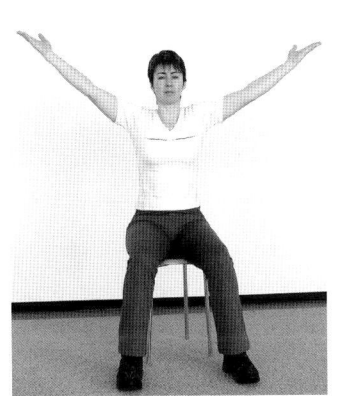
Foto 96

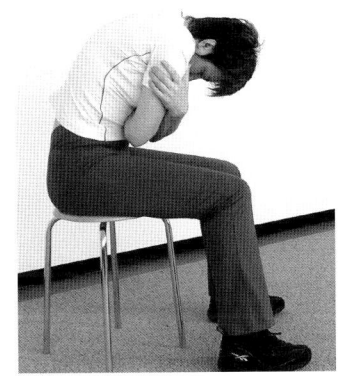
Foto 97

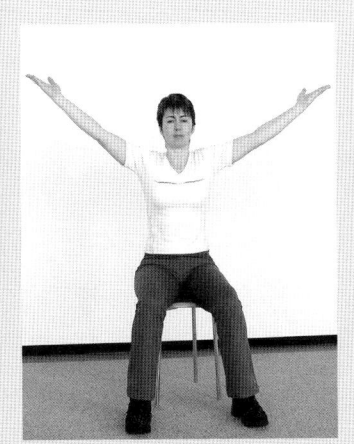
Foto 98

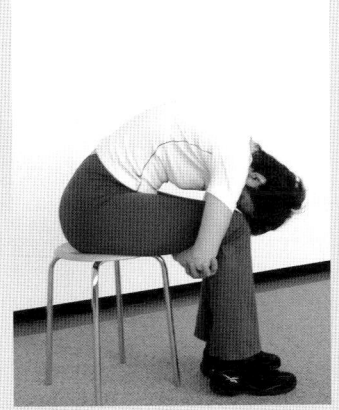
Foto 99

Ausgangsstellung	„Grundhaltung Sitzen".
Übungsausführung	Aus dem aufrechten Sitz neigen Sie Ihren Oberkörper mit geradem Rücken so weit nach vorn unten, dass Sie Ihren Rücken gerade halten können. 2–3 Sekunden die Position halten, dann kehren Sie langsam zur Ausgangsposition zurück. Foto 100
Hinweise	Der Kopf bleibt in Verlängerung der Wirbelsäule.
Variationen	Die Hände liegen am Hinterkopf.
	Eine Hand auf das Brustbein, die andere auf den Bauch legen, und zwar so, dass kleiner Finger und Daumen sich leicht berühren. Foto 101
Hinweise	Während der Übungsausführung sollen sich die Finger nicht übereinander schieben.

Ausgangsstellung	„Grundhaltung Sitzen".
Übungsausführung	Aus dem aufrechten Sitz neigen Sie Ihren Oberkörper mit geradem Rücken so weit nach vorn unten, dass Sie Ihren Rücken gerade halten können. Setzen Sie die Hände auf Ihre Knie. 2–3 Sekunden die Position halten. Lassen Sie Ihren Rücken rund werden („Katzenbuckel"): zunächst Halswirbelsäule, dann Brust- und Lendenwirbelsäule, 2–3 Sekunden diese Position halten und dann wieder in umgekehrter Reihenfolge aufrichten. Mit geradem Rücken kehren Sie langsam zur Ausgangsstellung zurück. Fotos 102, 103
Hinweise	Die Arme sind gebeugt und die Ellenbogen zeigen nach außen.
Variation	Lassen Sie Ihre Arme locker seitlich am Körper herunterhängen. Zurückkehren zur Ausgangsstellung durch Aufrollbewegung der Wirbelsäule.

Ausgangsstellung	„Grundhaltung Sitzen".
Übungsausführung	Aus dem aufrechten Sitz drehen Sie Ihren Oberkörper zur Seite. 2–3 Sekunden die Position halten. Kehren Sie dann langsam zur Ausgangsposition zurück. Foto 104
Hinweise	Das Becken bewegt sich nicht mit, sondern bleibt stabil. Führen Sie die Bewegung kontrolliert aus.
Variationen	Die Hände liegen am Hinterkopf.
	Die Arme sind in Schulterhöhe zur Seite gestreckt, die Handflächen zeigen nach oben. Bei der Übungsausführung verfolgen Sie eine gedachte Linie an der Wand in Augenhöhe. Die Arme sind in der Hochhalte. Foto 105
	Die Hände liegen aufeinander rückwärts. Die gestreckten Arme sind in der Hochhalte.

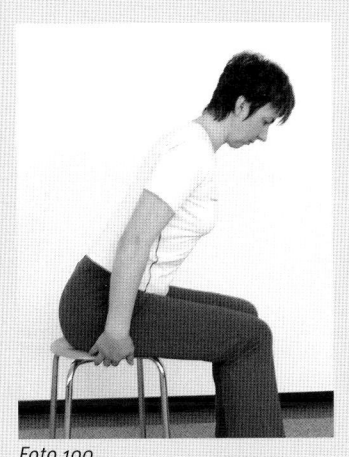
Foto 100

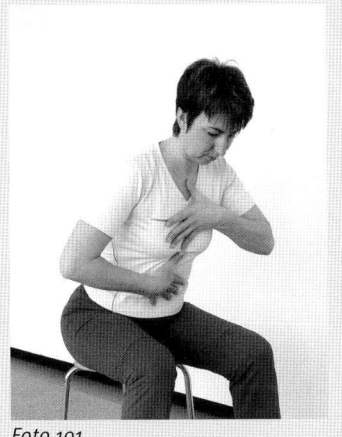
Foto 101

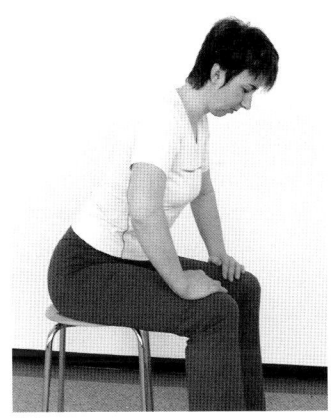
Foto 102

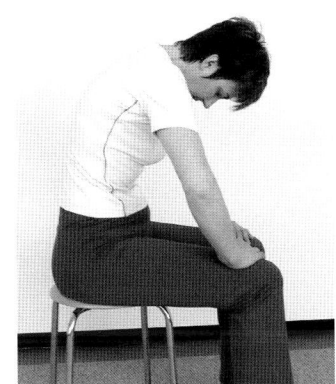
Foto 103

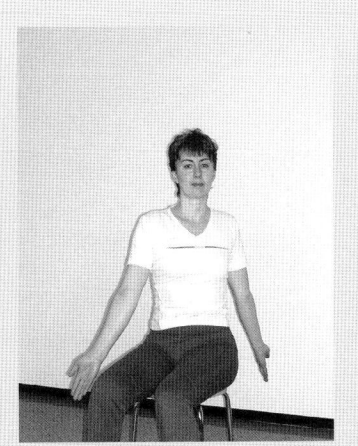
Foto 104

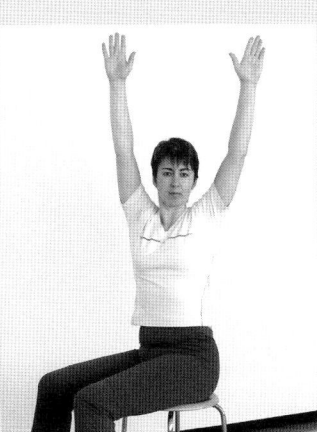
Foto 105

Ausgangsstellung	„Grundhaltung Sitzen", Arme sind in Vorhalte gestreckt.
Übungsausführung	Bei der Abrollbewegung der Halswirbelsäule, Brust- und Lendenwirbelsäule drehen Sie den Oberkörper leicht zur Seite und zugleich schwingen Ihre Arme mit. Bei der Aufrollbewegung der Wirbelsäule führen Sie die Arme wieder in die Vorhalte. Fotos 106, 107
Hinweis	Der Kopf verfolgt die Bewegung der Arme.

Ausgangsstellung	„Grundhaltung Sitzen", die Hände liegen am Hinterkopf.
Übungsausführung	Aus dem aufrechten Sitz drehen Sie Ihren Oberkörper zur rechten Seite, rollen Ihre Wirbelsäule langsam ab und neigen den linken Ellenbogen in Richtung des rechten Knies. 2–3 Sekunden die Position halten. Kehren Sie dann langsam zur Ausgangsposition zurück. Erst die Wirbelsäule Wirbel für Wirbel von unten nach oben aufrollen, dann den Oberkörper zur Mitte drehen. Foto 108
Hinweise	Die Ellenbogen weit auseinander. Das Gesäß nicht nach hinten schieben. Führen Sie die Bewegung kontrolliert aus.
Variation	Beim Zusammenführen wird gleichzeitig das rechte Knie angehoben. Foto 109

Ausgangsstellung	„Grundhaltung Sitzen", die gestreckten Arme in der Hochhalte.
Übungsausführung	Aus dem aufrechten Sitz drehen Sie Ihren Oberkörper zur rechten Seite, rollen Ihre Wirbelsäule langsam ab und führen den linken Ellenbogen zum angehobenen rechten Knie. Zurückkehren in umgekehrter Reihenfolge. Foto 110
Hinweise	Der rechte Arm bleibt nach oben gestreckt. Führen Sie die Bewegung kontrolliert aus. Den ganzen Körper in Spannung bringen, um das Gleichgewicht zu halten.

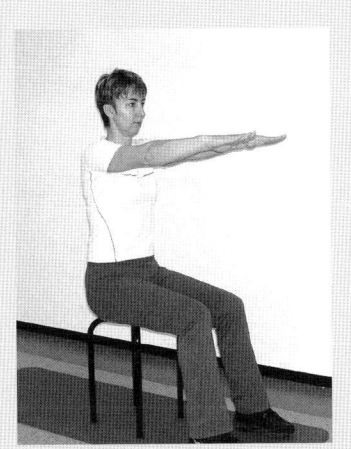
Foto 106

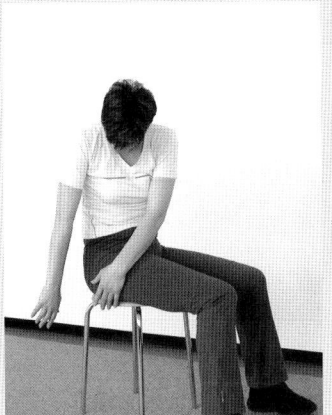
Foto 107

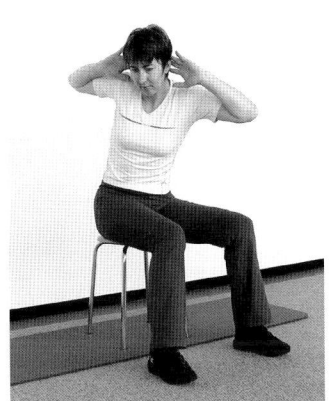
Foto 108

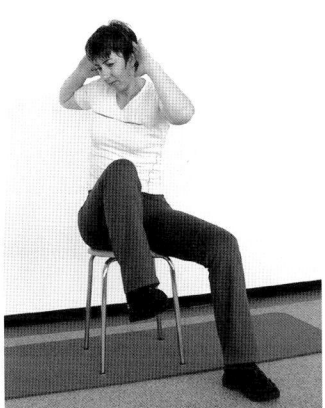
Foto 109

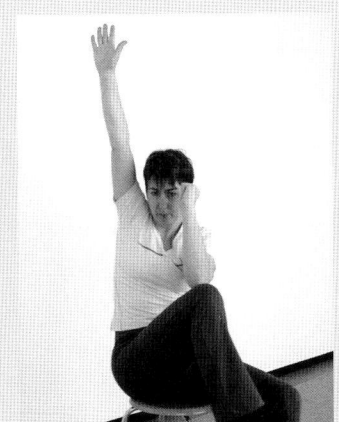
Foto 110

Ausgangsstellung	„Grundhaltung Sitzen".
Übungsausführung	Die Wirbelsäule Wirbel für Wirbel von oben nach unten seitwärts abrollen. Der untere Arm zieht zum Boden. Den anderen Arm beugen und der Ellenbogen zieht zur Decke. Foto 111
Hinweise	Die Auf- und Abrollbewegung flüssig ausführen.
Variation	Die Hände liegen am Hinterkopf (Foto 112) Der untere Arm zieht zum Boden. Der andere Arm wird nach oben in Verlängerung des Oberkörpers ausgestreckt.

3.2.6 Die Übungen am Boden

Die Übungen im Einbeinkniestand

Grundhaltung Einbeinkniestand

Aus dem Kniestand stellen Sie ein Bein nach vorne, so dass zwischen Ober- und Unterschenkel ein 90-Grad-Winkel besteht. Spannen Sie Ihre Gesäßmuskulatur an. Halten Sie Oberkörper und Kopf aufrecht; die Arme hängen seitlich locker am Körper herunter. Zwischendurch wechseln Sie immer wieder die Beinposition. Sie können bei Beschwerden ein Kissen unter das stützende Knie legen. Foto 113

Körperwahrnehmungsübung für Becken

„Grundhaltung Einbeinkniestand". Das Becken nach vorne kippen (starkes Hohlkreuz) und nach hinten bewegen (aufrichten). Bewegen Sie Ihr Becken isoliert, d. h. der obere Teil des Rückens und die Beine bleiben unverändert. Um die Wahrnehmung der Beckenkippung zu erleichtern, legen Sie Ihre Hände auf den oberen Rand der Beckenknochen. Fotos 114, 115

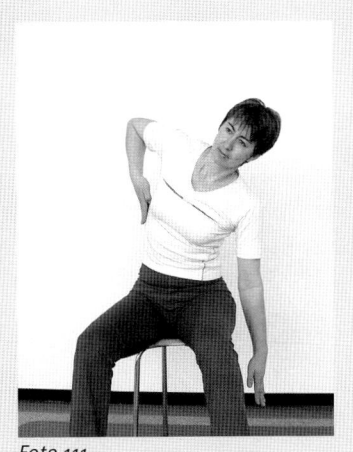
Foto 111

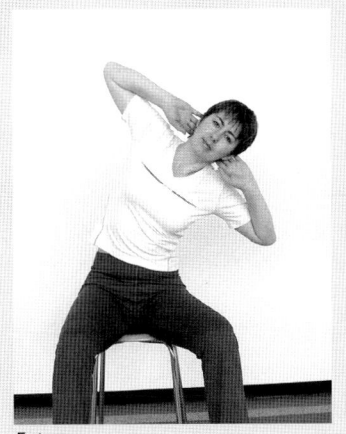
Foto 112

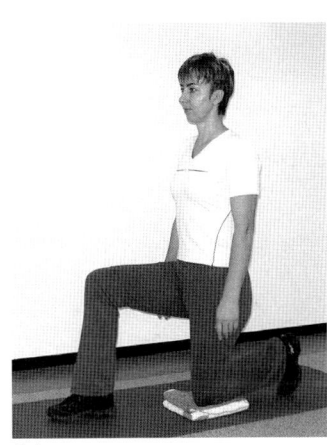
Foto 113

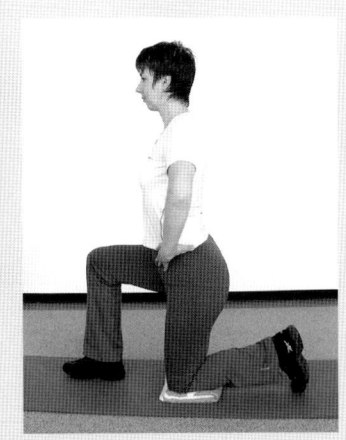
Foto 114

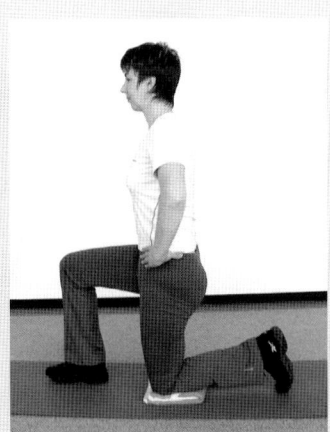
Foto 115

Grundübung

Ausgangsstellung	„Grundhaltung Einbeinkniestand".
Übungsausführung	Wirbel für Wirbel von oben nach unten, d. h. Hals-, Brust- und Lendenwirbelsäule abrollen. Dann langsam wieder in umgekehrter Reihenfolge aufrollen. Foto 116
Hinweise	Während der Übungsausführung die Arme locker am Körper herunterhängen lassen. Die Übung kontrolliert und bewusst ausführen.
Variation	Die Hände liegen am Hinterkopf.

Ausgangsstellung	„Grundhaltung Einbeinkniestand", die Arme sind in der Vorhalte.
Übungsausführung	Drehen Sie den Oberkörper zur Seite und gleichzeitig schwingen die Arme am Körper vorbei nach hinten. Fotos 117, 118
Hinweis	Der Kopf verfolgt die Bewegung der Arme bis zur Seite.

Ausgangsstellung	„Grundhaltung Einbeinkniestand", die Arme sind in der Hochhalte.
Übungsausführung	Wirbel für Wirbel von oben nach unten, d. h. in der Reihenfolge Hals-, Brust- und Lendenwirbelsäule, abrollen und gleichzeitig schwingen die Arme am Körper vorbei nach hinten. Dann Wirbelsäule und Arme wieder in umgekehrter Reihenfolge aufrollen. Fotos 119, 120
Hinweis	Der Kopf verfolgt die Bewegung der Arme. Blick auf die Hände.
Variation	Die Arme sind in U-Halte. Rotation in Richtung des vorderen Beines.

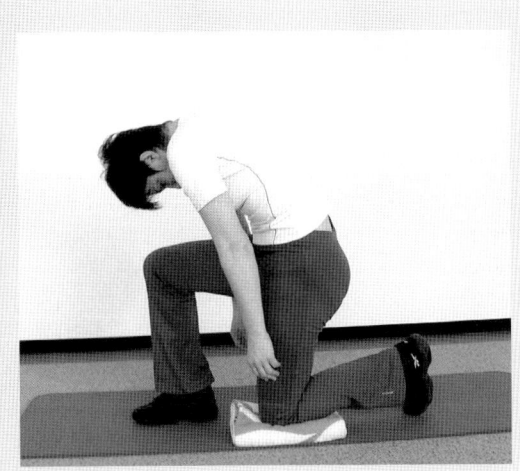

Foto 116

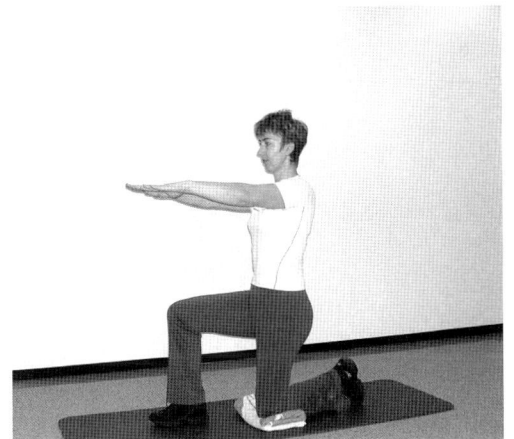

Foto 117

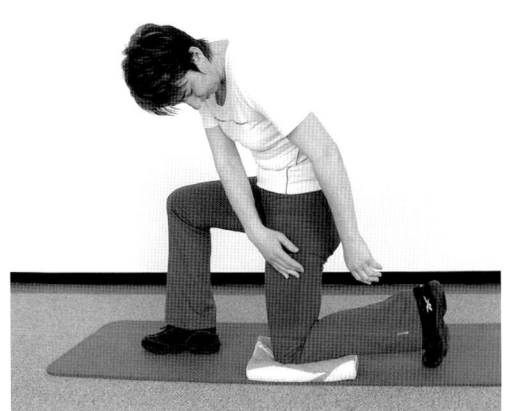

Foto 118

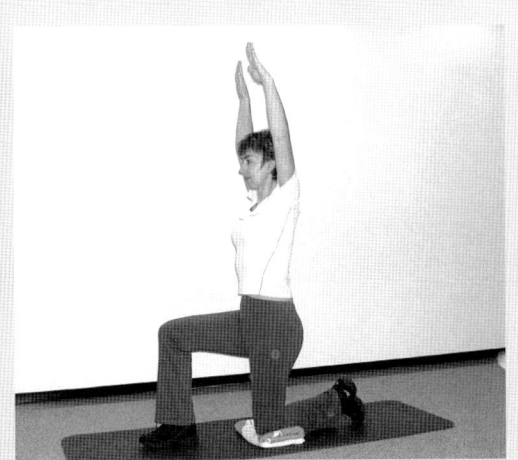

Foto 119

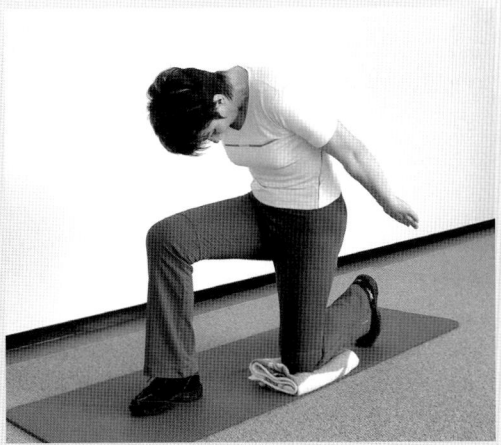

Foto 120

Ausgangsstellung	„Grundhaltung Einbeinkniestand", das linke Bein ist vorne, die Arme sind in der Vorhalte. Foto 121
Übungsausführung	Wirbel für Wirbel von oben nach unten, d. h. in der Reihenfolge Hals-, Brust- und Lendenwirbelsäule, abrollen und gleichzeitig die rechte Hand zum linken Fuß führen. Dann die Wirbelsäule wieder in umgekehrter Reihenfolge aufrichten und den rechten Arm nach vorn führen. Anschließend drehen Sie den Oberkörper zur rechten Seite und führen die rechte Hand nach hinten zum gleichen Fuß. Führen Sie gleichzeitig den linken Arm in die Vorhalte. Zurückkehren zur Ausgangsposition. Fotos 122, 123
Hinweis	Der Kopf folgt der Bewegung nach hinten. Blick auf die Hand. Während der Übungsausführung den Arm locker am Körper herunterhängen lassen. Die Übung kontrolliert und bewusst ausführen.

3.2.7 Die Übungen im Kniestand

Grundhaltung Kniestand

Sie befinden sich im Kniestand auf dem Boden. Ihre Beine sind hüftbreit auseinander. Spannen Sie Bauch- und Gesäßmuskulatur an. Halten Sie den Oberkörper und den Kopf aufrecht und die Arme hängen locker seitlich am Körper herunter. Sie können bei Beschwerden ein Kissen unter die Knie legen. Foto 124

Körperwahrnehmungsübung für Becken

„Grundhaltung Kniestand". Das Becken nach vorn kippen (starkes Hohlkreuz) und nach hinten bewegen (aufrichten). Bewegen Sie Ihr Becken isoliert, d. h. der obere Teil des Rückens und die Beine bleiben unverändert. Um die Wahrnehmung der Beckenkippung zu erleichtern, legen Sie eine Hand an den Bauch und die andere an den unteren Teil der Wirbelsäule (LWB-Kreuzbein). Fotos 125, 126

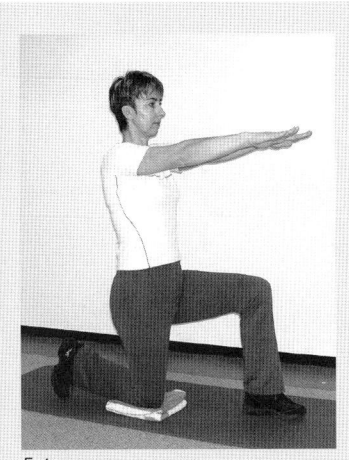
Foto 121

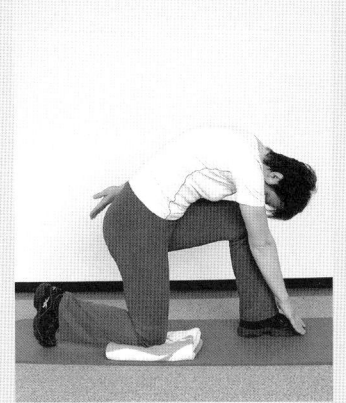
Foto 122

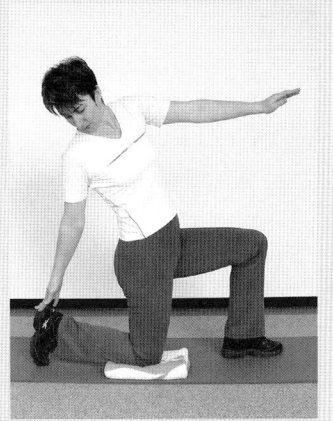
Foto 123

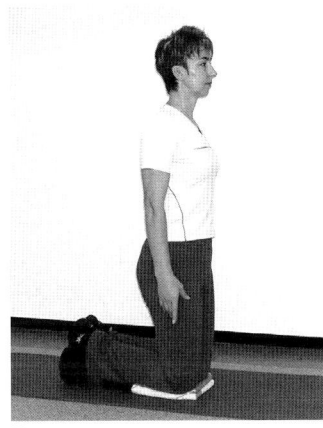
Foto 124

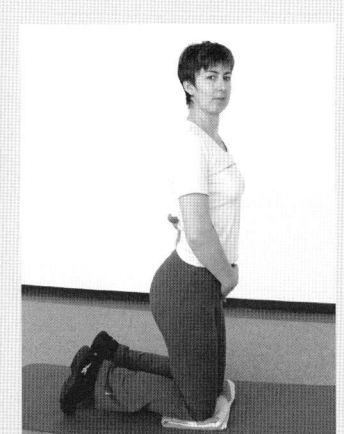
Foto 125

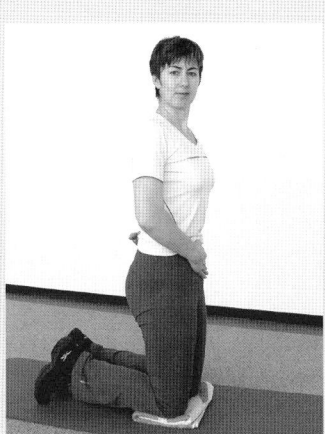
Foto 126

Grundübung

Ausgangsstellung	„Grundhaltung Kniestand".
Übungsausführung	Wirbel für Wirbel von oben nach unten, d. h. in der Reihenfolge Hals-, Brust- und Lendenwirbelsäule, abrollen. Setzen Sie sich dann langsam auf die Fersen. Richten Sie sich langsam auf, indem Sie den Rücken mit der Lendenwirbelsäule beginnend über die Brust- und zuletzt die Halswirbelsäule aufrollen. Fotos 127, 128
Hinweis	Während der Übungsausführung die Arme locker am Körper herunterhängen lassen. Die Übung kontrolliert und bewusst ausführen.
Variation	Die Hände liegen am Hinterkopf. Foto 129

Ausgangsstellung	„Grundhaltung Kniestand".
Übungsausführung	Öffnen Sie die Arme über die Seiten schräg nach oben. Anschließend beugen Sie den Rumpf vor und umarmen Sie sich. Fotos 130, 131
Hinweise	Die Beine bleiben leicht gebeugt. Der Brustwirbelsäulenbereich ist der höchste Punkt Ihres Körpers.
Variation	Die Arme nach hinten strecken.

Ausgangsstellung	„Grundhaltung Kniestand".
Übungsausführung	Wirbel für Wirbel von oben nach unten, d. h. in der Reihenfolge Hals-, Brust- und Lendenwirbelsäule, seitlich abrollen. Dann die Wirbelsäule wieder in umgekehrter Reihenfolge aufrichten. Foto 132
Hinweis	Die Übung kontrolliert und bewusst ausführen. Das Gesäß nicht nach hinten schieben.
Variationen	Die Hände liegen am Hinterkopf. Foto 133 Die Arme über den Kopf strecken.

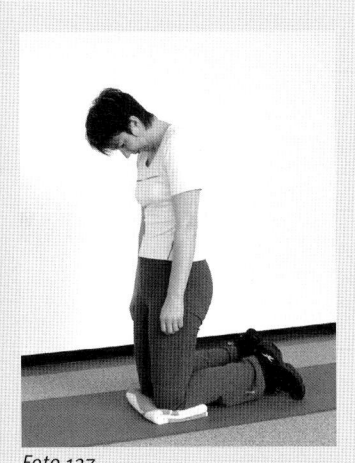
Foto 127

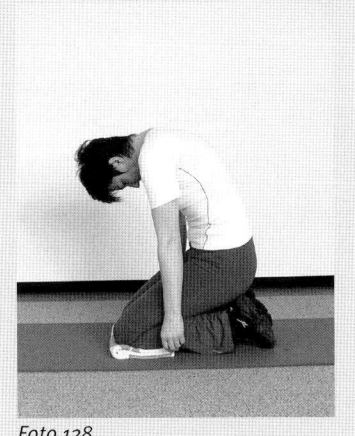
Foto 128

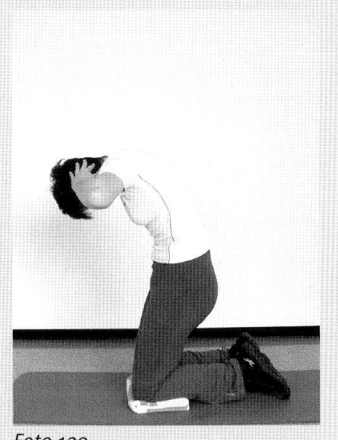
Foto 129

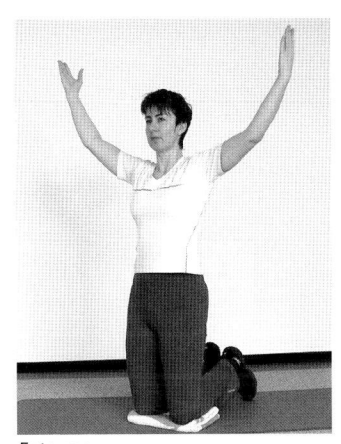
Foto 130

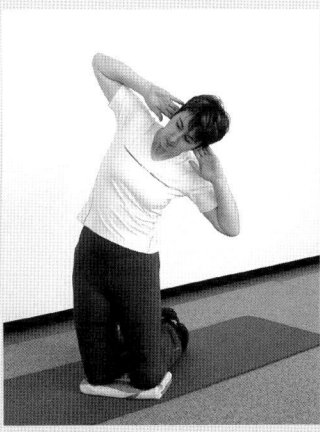
Foto 131

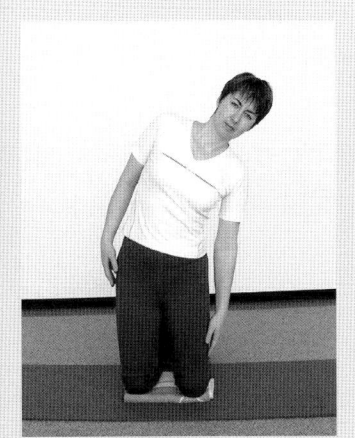
Foto 132

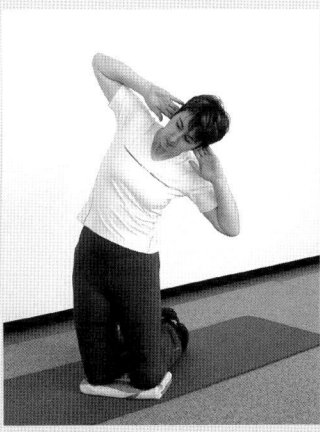
Foto 133

Ausgangsstellung	„Grundhaltung Kniestand".
Übungsausführung	Drehen Sie Ihren Oberkörper zur Seite. 2–3 Sekunden die Position halten, dann kehren Sie langsam zur Ausgangsposition zurück. Foto 134
Hinweise	Das Becken bewegt sich nicht mit, sondern bleibt stabil. Die Hüfte bleibt aufrecht nach vorn gerichtet. Führen Sie die Bewegung kontrolliert aus.
Hinweis	Die Übung kontrolliert und bewusst ausführen. Die Haltezeit kann bis zu 6–8 Sekunden erweitert werden.
Variationen	Die Hände liegen am Hinterkopf. Foto 135
	Die Arme sind zur Seite gestreckt, die Handfläche zeigen nach oben.

Ausgangsstellung	„Grundhaltung Kniestand", die Hände liegen am Hinterkopf.
Übungsausführung	Drehen Sie Ihren Oberkörper zur rechten Seite, rollen Sie Ihre Wirbelsäule langsam ab und neigen Sie den linken Ellenbogen in Richtung des rechten Knies. 2–3 Sekunden die Position halten. Kehren Sie dann langsam zur Ausgangsposition zurück. Erst die Brustwirbelsäule, dann die Halswirbelsäule Wirbel für Wirbel aufrollen, danach den Oberkörper zur Mitte drehen. Foto 136
Hinweise	Die Ellenbogen sind weit auseinander. Das Gesäß nicht nach hinten schieben. Führen Sie die Bewegung kontrolliert aus.
Variation	Die Arme sind schräg nach unten zur Seite gestreckt.

Ausgangsstellung	„Grundhaltung Kniestand", die Hände liegen am Hinterkopf.
Übungsausführung	Drehen Sie Ihren Oberkörper zur rechten Seite, rollen Sie Ihre Hals-/Brustwirbelsäule seitlich und durch Anspannung der Gesäßmuskeln auch die Lendenwirbelsäule langsam ab und neigen Sie den linken Ellenbogen in Richtung des rechten Knies. 2–3 Sekunden die Position halten. Kehren Sie dann langsam zur Ausgangsposition zurück. Nacheinander Lenden-, Brust- und Halswirbelsäule Wirbel für Wirbel aufrollen, dann den Oberkörper zur Mitte drehen. Foto 137
Hinweise	Die Ellenbogen sind weit auseinander. Die Lendenwirbelsäule rund werden lassen.
Variation	Die Arme sind schräg nach unten zur Seite gestreckt. Foto 138

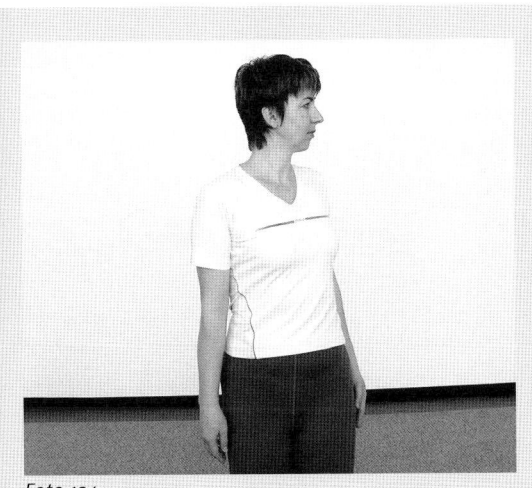
Foto 134

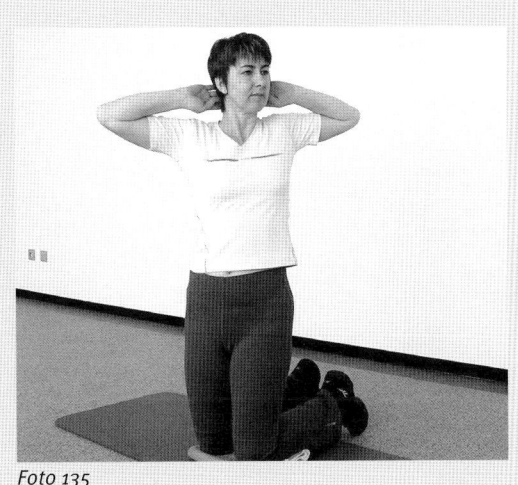
Foto 135

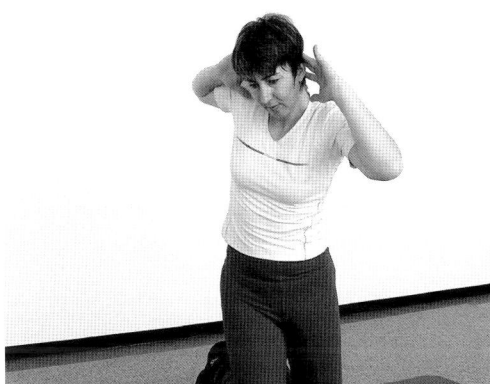
Foto 136

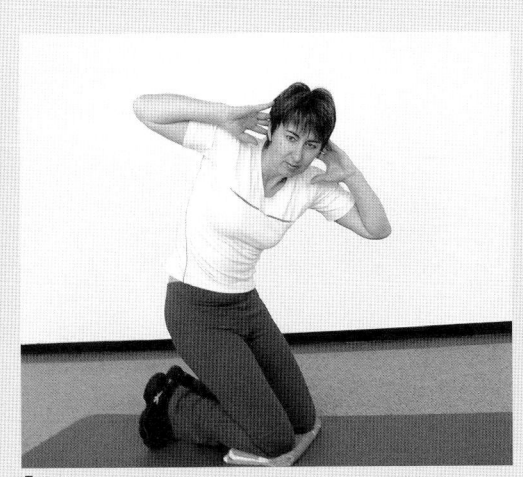
Foto 137

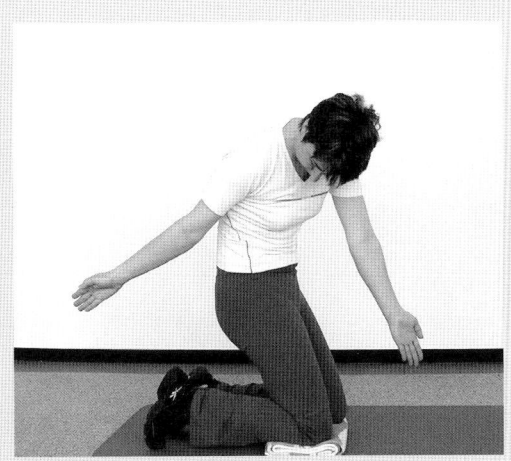
Foto 138

Ausgangsstellung	Aus der „Grundhaltung Kniestand" strecken Sie das linke Bein seitlich aus, die Hände liegen am Hinterkopf.
Übungsausführung	Wirbel für Wirbel von oben nach unten, d. h. in der Reihenfolge Hals-, Brust- und Lendenwirbelsäule, seitlich abrollen. Dann langsam wieder in umgekehrter Reihenfolge aufrollen. Foto 139
Hinweise	Vermeiden Sie die Ausweichbewegung mit dem Becken, neigen Sie den Oberkörper in einer Ebene seitlich. Der Blick ist geradeaus gerichtet und Sie müssen Ihre beiden Ohren im Spiegel sehen. Die Übung kontrolliert und bewusst ausführen.
Variationen	Die Arme sind in der Hochhalte. Foto 140
Das linke Bein ist nach vorn gestreckt. Neigen Sie ihren Oberkörper mit geradem Rücken nach vorn.

Ausgangsstellung	Aus der „Grundhaltung Kniestand" strecken Sie das linke Bein seitlich aus, die Arme über den Kopf strecken.
Übungsausführung	Neigen Sie den Oberkörper zur rechten Seite und setzen Sie die rechte Hand oder die Faust auf. Führen Sie den anderen Arm über den Kopf zur Gegenseite. 2–3 Sekunden die Position halten. Kehren Sie dann langsam zur Ausgangsposition zurück. Foto 141
Hinweise	Lassen Sie das Gesäß nicht nach hinten kippen. Halten Sie die Hüfte gestreckt.
Variation	Führen Sie den linken Arm über den Kopf in Richtung des Bodens.

3.2.8 Die Übungen im Vierfüßlerstand

Grundhaltung Vierfüßlerstand

Vierfüßlerstand am Boden. Die Knie befinden sich senkrecht unter den Hüftgelenken und sind etwa hüftbreit voneinander entfernt. Die Fußrücken liegen auf dem Boden. Die Hände werden ebenfalls senkrecht unter den Schultern auf den Boden aufgesetzt. Die Finger zeigen nach vorn und leicht nach innen. Die Ellenbogen sind leicht gebeugt und zeigen nach außen. Der Kopf wird in Verlängerung der Wirbelsäule gehalten. Der Blick ist auf den Boden gerichtet.
Spannen Sie leicht Ihre Bauch- und Gesäßmuskeln an. Ziehen Sie die Fußspitze an und drücken Sie leicht gegen den Boden. Drücken Sie leicht mit ihren Händen gegen die Unterlage. Halten Sie die Spannung. Das Gewicht wird gleichmäßig auf beide Hände und Knie verteilt. Sie können bei Problemen mit den Handgelenken die meisten Übungen auch im Unterarmstütz ausführen. Fotos 142, 143

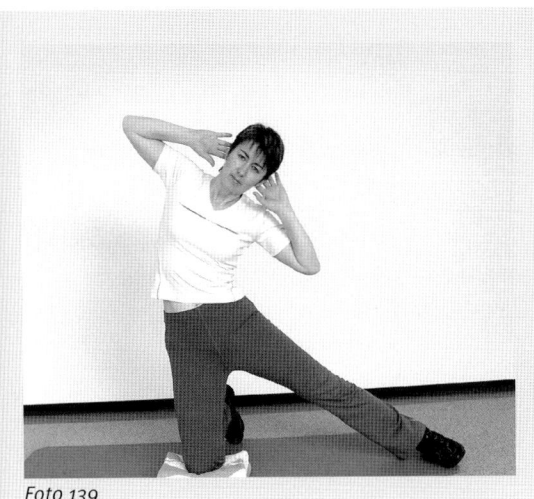
Foto 139

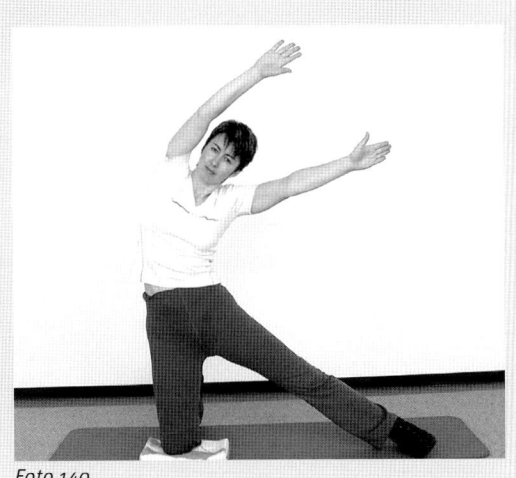
Foto 140

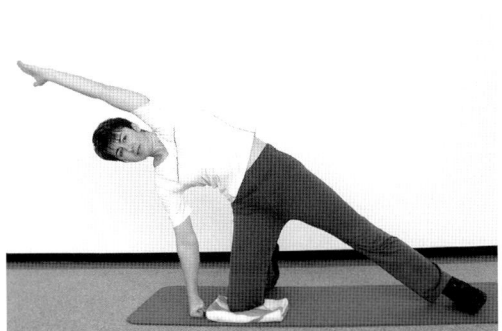
Foto 141

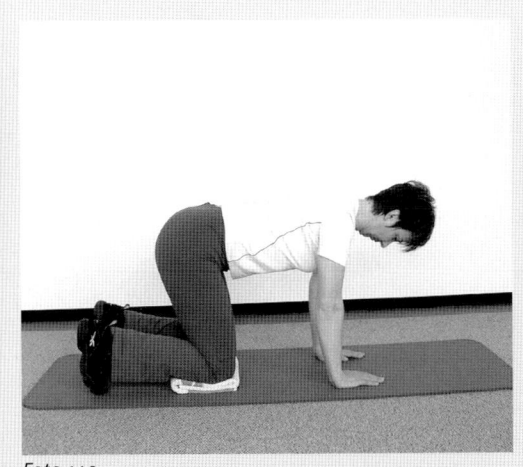
Foto 142

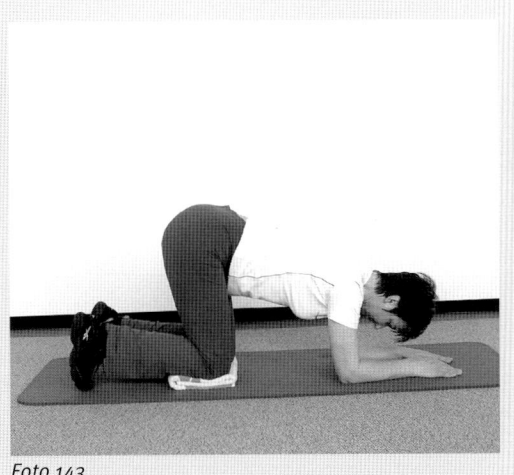
Foto 143

Körperwahrnehmungsübungen für die Wirbelsäulenhaltung

Diese Übungen helfen Ihnen zu spüren, wie die Wirbelsäule in ihren einzelnen Abschnitten bewegt werden kann.

Ausgangsstellung	„Grundhaltung Vierfüßlerstand".
Übungsausführung	Ziehen Sie zunächst das Kinn zur Brust, lassen Sie dann die Brustwirbelsäule rund werden und danach schieben Sie den Brustwirbelsäulenbereich nach oben. Foto 144
Hinweise	Unteren Rückenbereich und Becken stabil halten, nicht mitbewegen. Lendenwirbelsäule bleibt flach.

Ausgangsstellung	Aus der „Grundhaltung Vierfüßlerstand" ziehen Sie Ihre Arme zurück, so dass Fäuste und Knie sich berühren.
Übungsausführung	Ziehen Sie zunächst das Kinn zur Brust, lassen Sie dann die Brustwirbelsäule rund werden. Foto 145
Hinweise	Unteren Rückenbereich und Becken stabil halten, nicht mitbewegen.

Ausgangsstellung	Aus der „Grundhaltung Vierfüßlerstand" strecken Sie Ihre Arme schräg nach vorn.
Übungsausführung	Ziehen Sie zunächst das Kinn zur Brust, lassen Sie dann die Brustwirbelsäule rund werden. Foto 146
Hinweise	Unteren Rückenbereich und Becken stabil halten, nicht mitbewegen.

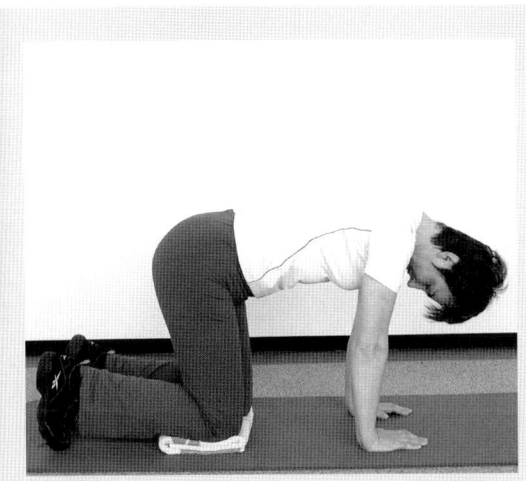
Foto 144

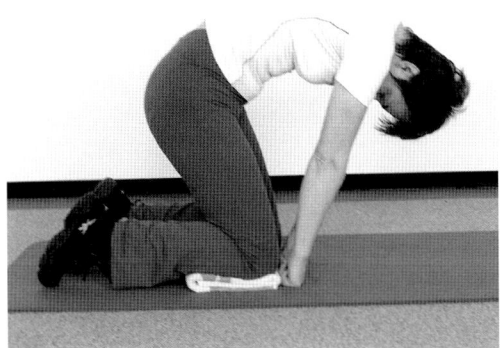
Foto 145

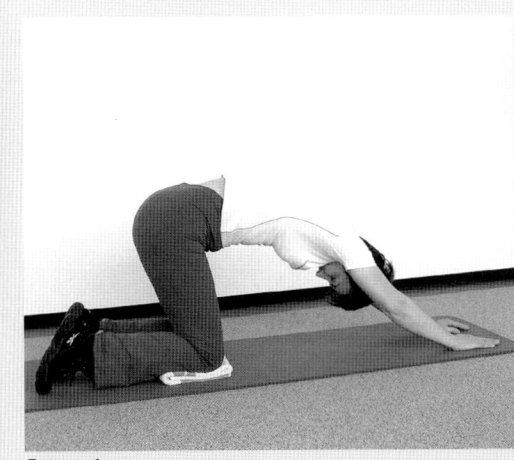
Foto 146

Ausgangsstellung	„Grundhaltung Vierfüßlerstand".
Übungsausführung	Durch die Spannung der Bauch- und Gesäßmuskulatur runden Sie Ihren Po. Foto 147
Hinweise	Oberen Rückenbereich stabil halten. Sie kippen und richten nur Ihr Becken auf. Hohlkreuzposition vermeiden.

Ausgangsstellung	„Grundhaltung Vierfüßlerstand", Stütz auf den Unterarmen.
Übungsausführung	Durch die Spannung der Bauch- und Gesäßmuskulatur runden Sie Ihren Po. Foto 148
Hinweise	Oberen Rückenbereich stabil halten. Sie kippen und richten nur Ihr Becken auf. Hohlkreuzposition vermeiden.

Ausgangsstellung	„Grundhaltung Vierfüßlerstand".
Übungsausführung	Ziehen Sie zunächst das Kinn zur Brust, lassen Sie dann die Brust- und Lendenwirbelsäule rund werden („Katzenbuckel"). Halten Sie 2–3 Sekunden diese Position und lassen Sie anschließend den ganzen Rücken flach werden. Fotos 149, 150
Hinweis	Die Übung kontrolliert und bewusst ausführen. Haltezeit kann bis zu 6–8 Sekunden erweitert werden.

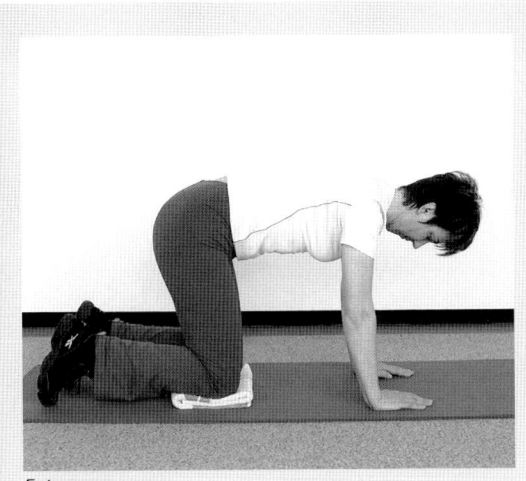
Foto 147

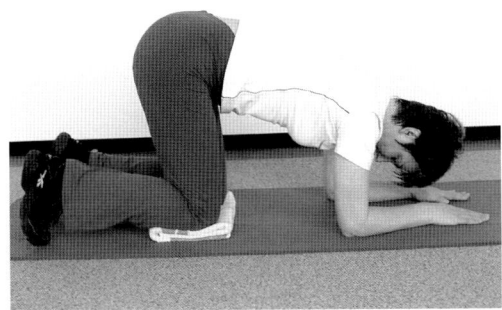
Foto 148

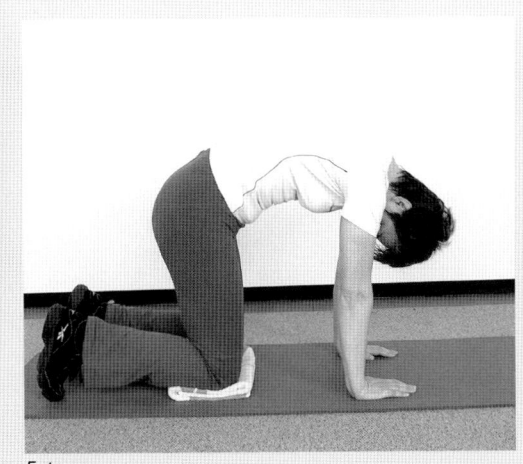
Foto 149

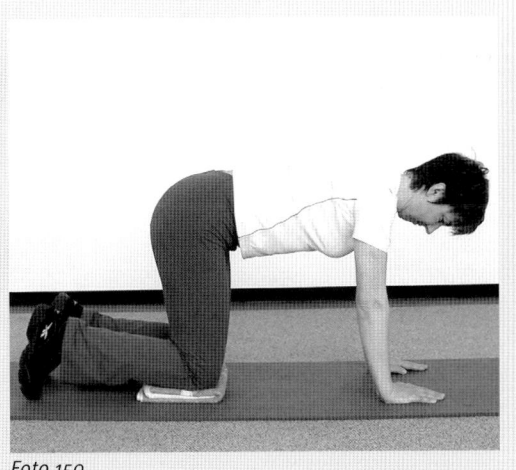
Foto 150

Ausgangsstellung	„Grundhaltung Vierfüßlerstand".
Übungsausführung	Ziehen Sie zunächst das Kinn zur Brust, lassen Sie dann die Brust- und Lendenwirbelsäule rund werden („Katzenbuckel"). Halten Sie 2–3 Sekunden diese Position und gehen Sie ganz leicht ins Hohlkreuz, indem Sie den Kopf etwas heben und die Lendenwirbelsäule einsinken lassen („Pferderücken"). Fotos 151, 152
Hinweis	Die Übung kontrolliert und bewusst ausführen. Haltezeit kann bis zu 6–8 Sekunden erweitert werden.

Ausgangsstellung	„Grundhaltung Vierfüßlerstand".
Übungsausführung	Drehen Sie Ihren Kopf und die Brustwirbelsäule langsam zur linken Seite. Halten Sie 2–3 Sekunden die Endposition und kehren Sie langsam zur Ausgangsposition zurück. Fotos 153
Hinweis	Die Übung kontrolliert und bewusst ausführen. Blick bleibt zum Boden gerichtet. Unteren Rückenbereich und Becken stabil halten, nicht mitbewegen.

Ausgangsstellung	„Grundhaltung Vierfüßlerstand".
Übungsausführung	Drehen Sie Ihren Kopf, Brustwirbelsäule und gleichzeitig Ihr Gesäß langsam nach links. Halten Sie 2–3 Sekunden die Endposition und kehren Sie langsam zur Ausgangsposition zurück. Foto 154
Hinweis	Die Übung kontrolliert und bewusst ausführen. Blick bleibt zum Boden gerichtet. Den ganzen Rumpf waagerecht halten.

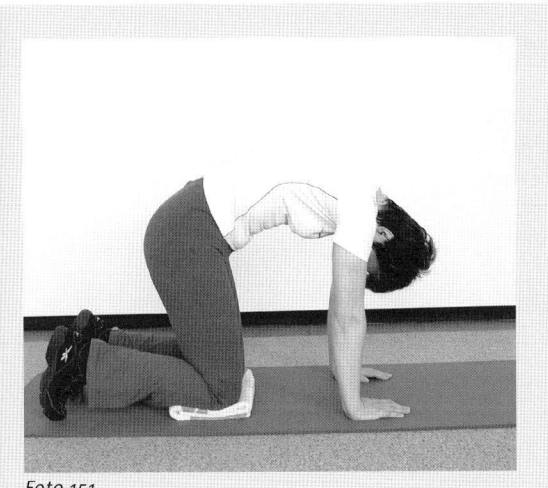
Foto 151

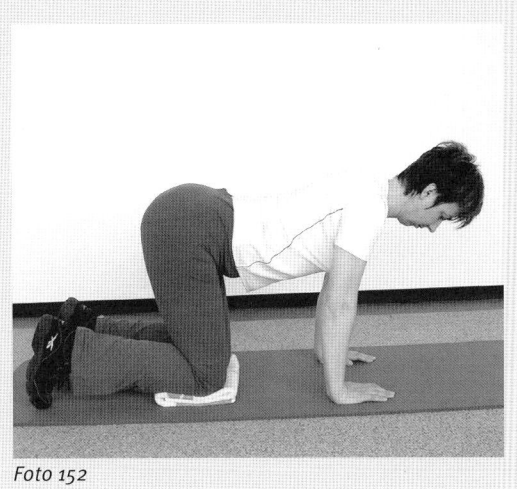
Foto 152

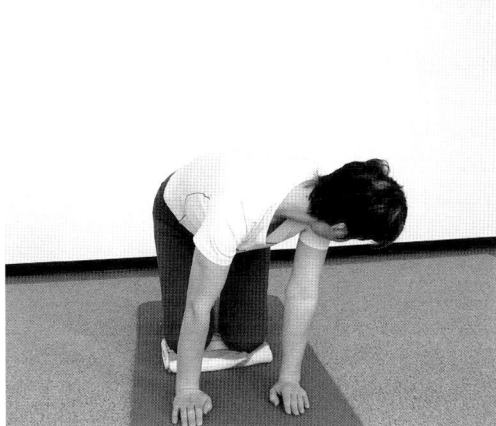
Foto 153

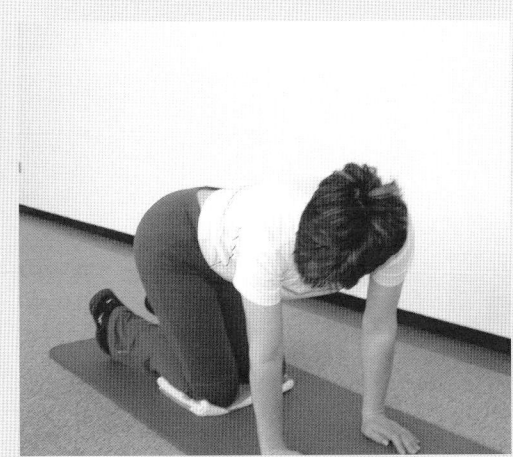
Foto 154

Erschwerte Ausführung

Ausgangsstellung	„Grundhaltung Vierfüßlerstand".
Übungsausführung	Drehen Sie Ihren Kopf, Ihre Brustwirbelsäule und gleichzeitig Ihr Gesäß langsam nach links. Ist die Position eingenommen, wird das rechte Bein ausgestreckt und auch nach links, diagonal nach hinten, geführt. Halten Sie 2–3 Sekunden die Endposition und kehren Sie langsam zur Ausgangsposition zurück. Foto 155
Hinweis	Die Übung kontrolliert und bewusst ausführen. Blick bleibt zum Boden gerichtet. Den ganzen Rumpf waagerecht halten.

Erschwerte Ausführung

Ausgangsstellung	„Grundhaltung Vierfüßlerstand".
Übungsausführung	Drehen Sie Ihren Kopf, Ihre Brustwirbelsäule und gleichzeitig Ihr Gesäß langsam nach links. Ist die Position eingenommen, wird das rechte Bein ausgestreckt und nach links, diagonal nach hinten geführt und gleichzeitig der rechte Arm ausgestreckt und nach links, diagonal nach vorn unten geführt. Halten Sie 2–3 Sekunden die Endposition und kehren Sie langsam zur Ausgangsposition zurück. Foto 156
Hinweis	Der linke Arm bleibt senkrecht aufgestellt. Blick bleibt zum Boden gerichtet. Den ganzen Rumpf waagerecht halten. Den rechten Arm in Schulterhöhe halten.
Variation	Den rechten Arm zum Boden senken und gleichzeitig wird der linke Arm gebeugt.

Ausgangsstellung	„Grundhaltung Vierfüßlerstand".
Übungsausführung	Die Hals- und Brustwirbelsäule abrollen und gleichzeitig das linke Knie anheben und zur Stirn führen. Halten Sie 2–3 Sekunden die Endposition. Danach Wirbelsäule aufrichten und das linke Bein ausstrecken. 2–3 Sekunden Endposition halten. Fotos 157, 158
Hinweis	Die Übung kontrolliert und bewusst ausführen. Hohlkreuzposition vermeiden. Bein bis zur Waagerechten ausstrecken. Rumpf und gestrecktes Bein bilden eine gerade Linie.

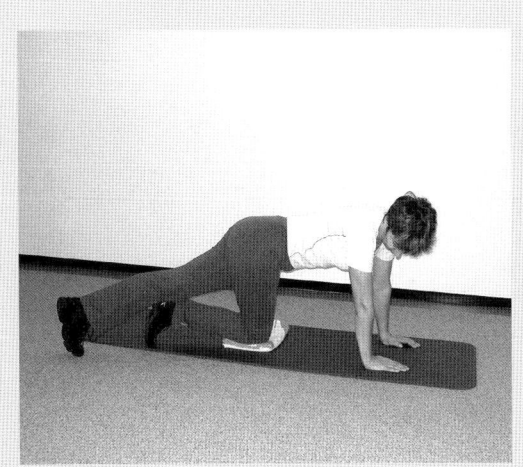
Foto 155

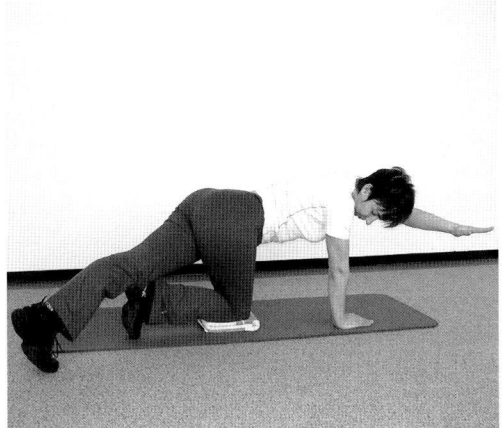
Foto 156

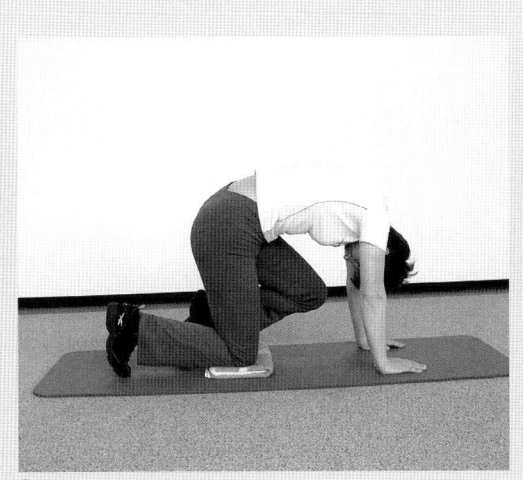
Foto 157

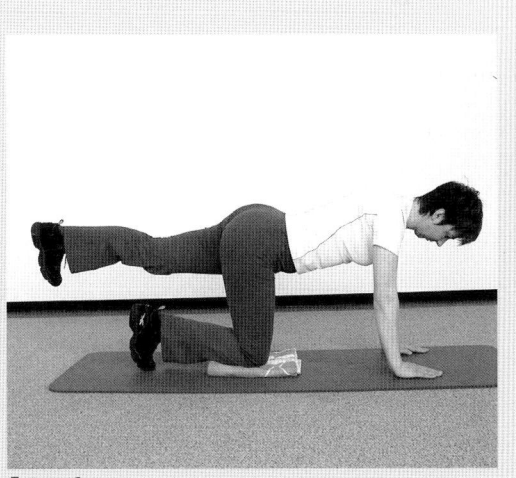
Foto 158

Ausgangsstellung	„Grundhaltung Vierfüßlerstand".
Übungsausführung	Führen Sie das rechte angehobene Knie und den linken Ellenbogen zusammen. Halten Sie 2–3 Sekunden diese Position. Danach die Wirbelsäule aufrichten und den linken Arm und das rechte Bein ausstrecken. 2–3 Sekunden diese Endposition halten. Fotos 159, 160
Hinweis	Die Übung kontrolliert und bewusst ausführen. Hohlkreuzposition vermeiden. Bein bis zur Waagerechten ausstrecken. Rumpf, gestrecktes Bein und gestreckter Arm bilden eine gerade Linie.

Ausgangsstellung	„Grundhaltung Vierfüßlerstand".
Übungsausführung	Den linken Arm über die Seite nach oben führen. Der Kopf verfolgt die Bewegung. Foto 161
Hinweis	Hohlkreuzposition durch Spannung der Bauch- und Gesäßmuskulatur vermeiden. Oberschenkel bleiben senkrecht zum Boden.
Variationen	Den linken Arm so weit wie möglich unter dem Körper hindurch nach rechts führen. Beide Bewegungen kombinieren.

3.2.9 Die Übungen in der Rutschhalte

Grundhaltung Rutschhalte

Aus der „Grundhaltung Vierfüßlerstand" rutschen Sie mit den Händen am Boden so weit nach vorn, bis Ihr Rumpf und die gestreckten Arme eine gerade Linie bilden. Hohlkreuzposition durch Spannung der Bauch- und Gesäßmuskulatur vermeiden. Der Kopf bleibt in Verlängerung der Wirbelsäule.
Die Oberschenkel bleiben senkrecht zum Boden. Der Kopf wird in Verlängerung der Wirbelsäule gehalten. Der Blick ist auf den Boden gerichtet. Ellenbogen nicht ablegen. Foto 162

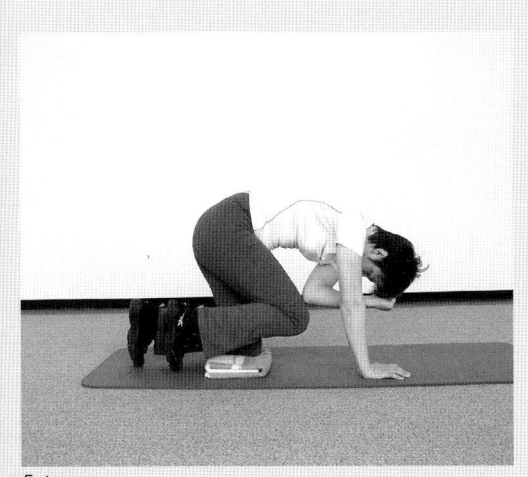
Foto 159

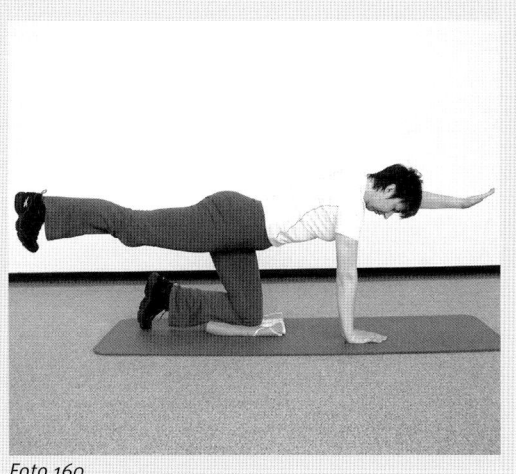
Foto 160

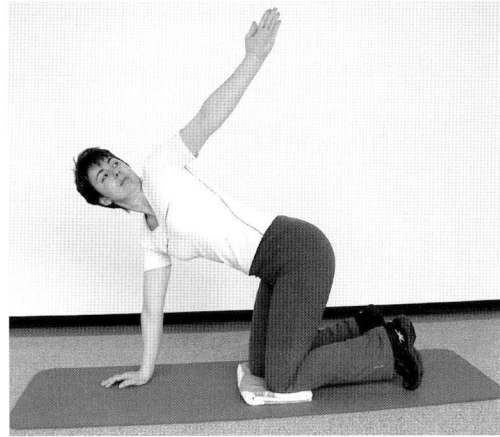
Foto 161

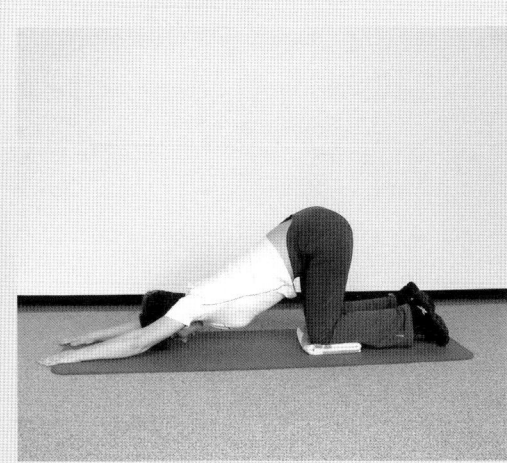
Foto 162

Ausgangsstellung	„Grundhaltung Rutschhalte".
Übungsausführung	Lassen Ihren Rücken rund werden. Halten Sie 2–3 Sekunden die Endposition und kehren Sie langsam zur Ausgangsposition zurück. Fotos 163,164
Hinweis	Die Haltezeit kann bis zu 6–8 Sekunden erweitert werden.

Ausgangsstellung	„Grundhaltung Rutschhalte".
Übungsausführung	Drehen Sie Ihren Kopf langsam zur rechten Seite und schieben Sie die Brustwirbelsäule in die Gegenrichtung. Halten Sie 2–3 Sekunden die Endposition und kehren Sie langsam zur Ausgangsposition zurück. Foto 165
Hinweis	Unteren Rückenbereich und Becken stabil halten, nicht mitbewegen. Die Haltezeit kann bis zu 6–8 Sekunden erweitert werden.

Ausgangsstellung	„Grundhaltung Rutschhalte", die linke Hand liegt auf der rechten.
Übungsausführung	Neigen Sie Ihre Schultern langsam nach rechts und nach links, ohne die Hände vom Boden zu lösen. Halten Sie 2–3 Sekunden die Endposition und kehren Sie langsam zur Ausgangsposition zurück. Foto 166
Hinweis	Becken stabil halten, nicht mitbewegen.

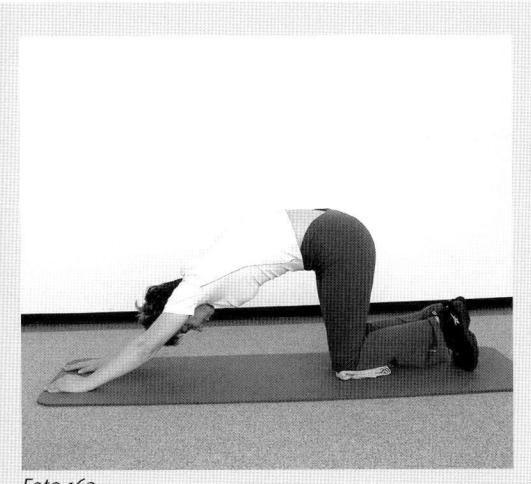
Foto 163

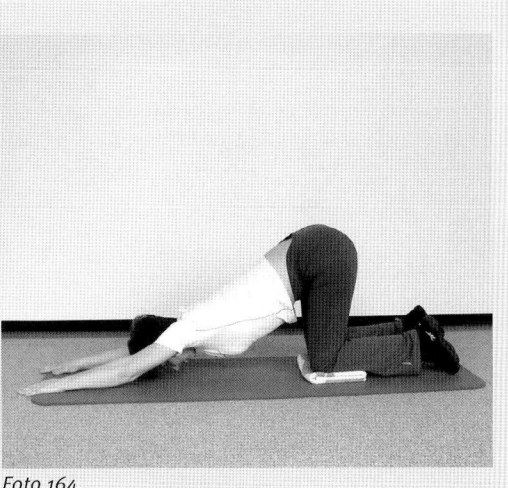
Foto 164

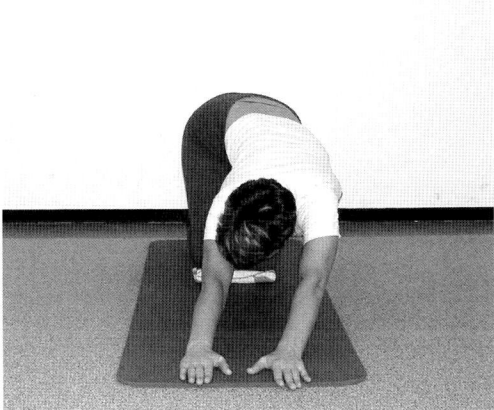
Foto 165

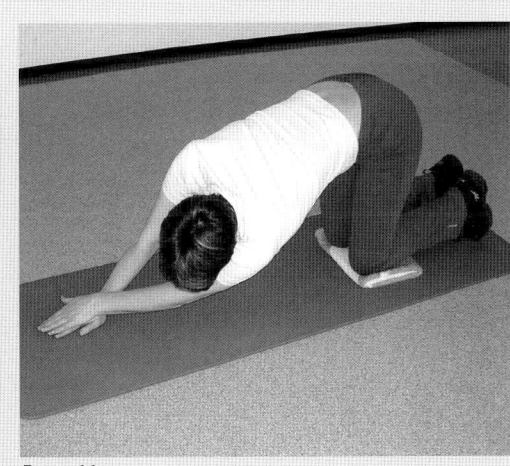
Foto 166

Ausgangsstellung	„Grundhaltung Rutschhalte".
Übungsausführung	Die Hände gehen nach links spazieren. Halten Sie 2–3 Sekunden die Endposition und kehren Sie langsam zur Ausgangsposition zurück. Foto 167
Hinweis	Blick bleibt zum Boden gerichtet. Das Becken stabil halten, nicht mitbewegen.

Ausgangsstellung	„Grundhaltung Rutschhalte".
Übungsausführung	Die Füße gehen nach links spazieren. Halten Sie 2–3 Sekunden die Endposition und kehren Sie langsam zur Ausgangsposition zurück. Foto 168
Hinweis	Blick bleibt zum Boden gerichtet. Oberkörper stabil halten, nicht mitbewegen.

Ausgangsstellung	„Grundhaltung Rutschhalte".
Übungsausführung	Die Hände und Füße gehen nach links spazieren. Halten Sie 2–3 Sekunden die Endposition und kehren Sie langsam zur Ausgangsposition zurück. Foto 169
Hinweis	Blick bleibt zum Boden gerichtet.

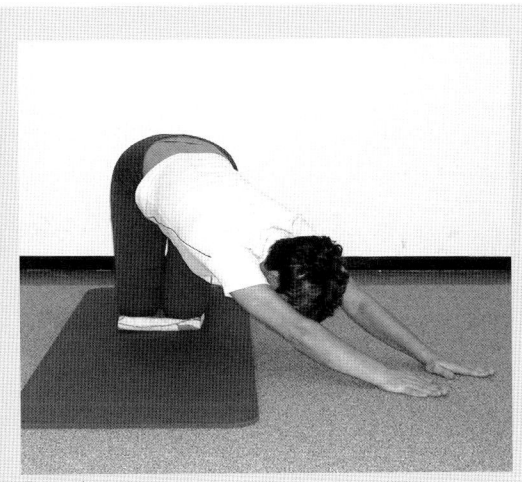
Foto 167

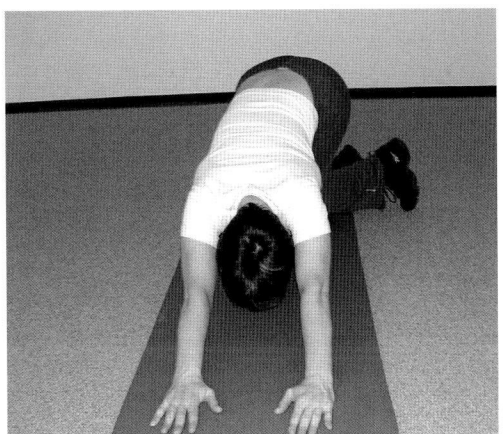
Foto 168

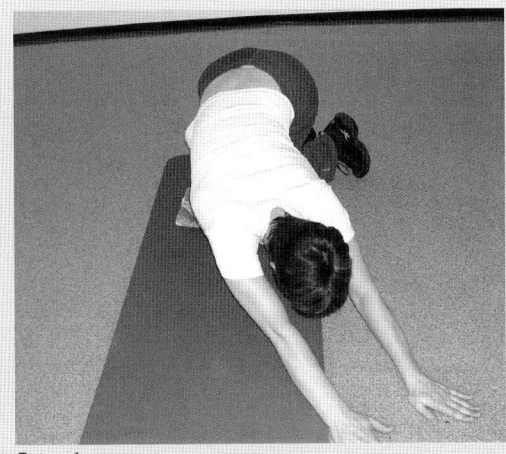
Foto 169

Ausgangsstellung	„Grundhaltung Rutschhalte".
Übungsausführung	Die Hände gehen nach links spazieren und das rechte Bein wird ausgestreckt und auch nach links diagonal nach hinten geführt. Halten Sie 2–3 Sekunden die Endposition und kehren Sie langsam zur Ausgangsposition zurück. Foto 170
Hinweis	Blick bleibt zum Boden gerichtet. Das Becken stabil halten, nicht mitbewegen.

Ausgangsstellung	„Grundhaltung Rutschhalte".
Übungsausführung	Den linken Arm weit über die Seite nach oben führen. Der Kopf verfolgt die Bewegung. Halten Sie 2–3 Sekunden die Endposition und kehren Sie langsam zur Ausgangsposition zurück. Foto 171
Hinweis	Blick bleibt zum Boden gerichtet. Unteren Rückenbereich und Becken stabil halten, nicht mitbewegen.

Ausgangsstellung	„Grundhaltung Rutschhalte".
Übungsausführung	Schieben Sie den linken Arm noch weiter nach vorne. Halten Sie 2–3 Sekunden Endposition. Foto 172
Hinweis	Blick bleibt zum Boden gerichtet. Hohlkreuzposition durch Anspannung der Bauch- und Gesäßmuskulatur vermeiden.
Variationen	Strecken Sie das rechte Bein nach hinten. Schieben Sie den linken Arm nach vorn und strecken Sie gleichzeitig das rechte Bein nach hinten. Foto 173

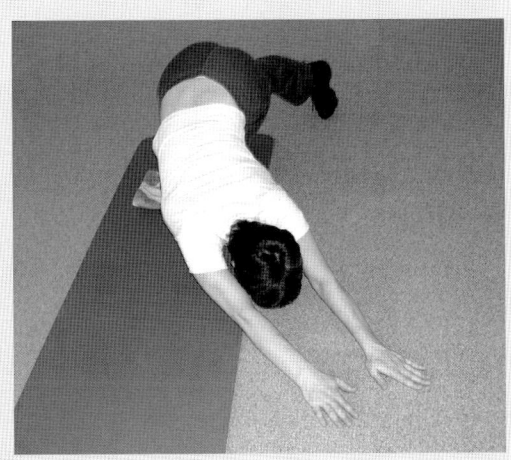
Foto 170

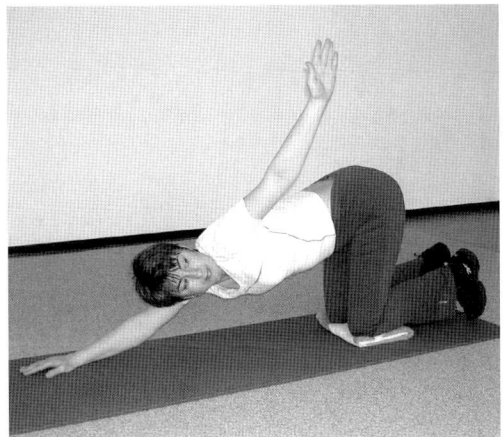
Foto 171

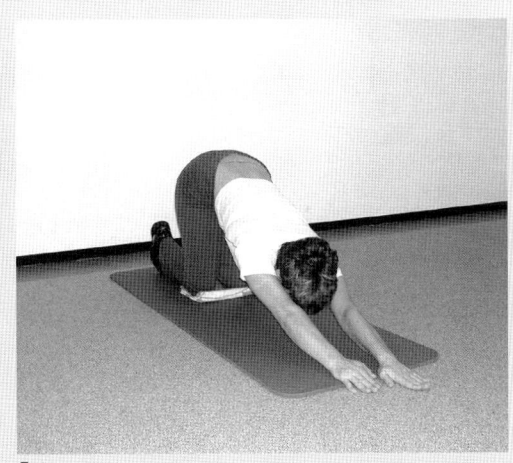
Foto 172

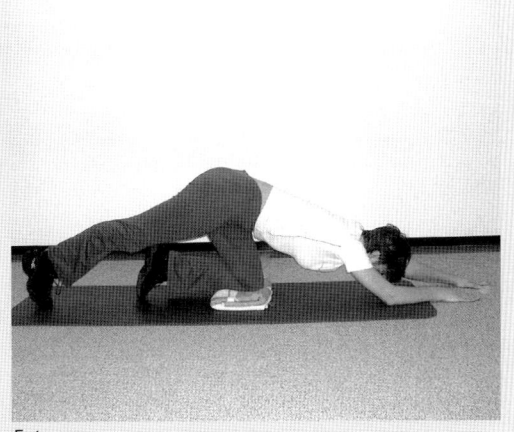
Foto 173

3.2.10 Die Übungen in Päckchenhaltung

Päckchenhaltung

Sie knien sich. Schieben Sie das Gesäß nach hinten auf die Fersen. Lassen Sie Ihren Rücken rund werden und senken Sie die Stirn zum Boden. Die Arme, mit den Handrücken zum Boden, liegen neben dem Körper nach hinten ausgestreckt. Foto 174

Ausgangsstellung	„Päckchenhaltung".
Übungsausführung	Aus der „Grundhaltung Päckchenhaltung" richten Sie sich langsam auf, indem Sie den Rücken über die Lenden-, Brust- und Halswirbelsäule aufrollen. 2–3 Sekunden die Endposition halten. Dann neigen Sie den Kopf zur Brust, machen den Rücken rund und lassen ihn langsam nach vorn zurück in die Ausgangsstellung sinken. Fotos 175, 176, 177
Hinweis	Blick bleibt zum Boden gerichtet. Haltezeit kann bis zu 6–8 Sekunden erweitert werden.

Ausgangsstellung	„Päckchenhaltung", die Arme schulterbreit nach vorn strecken.
Übungsausführung	Die Hände gehen nach links spazieren Halten Sie 2-3 Sekunden die Endposition und kehren Sie dann langsam zur Ausgangsposition zurück. Foto 178
Hinweis	Blick bleibt zum Boden gerichtet.

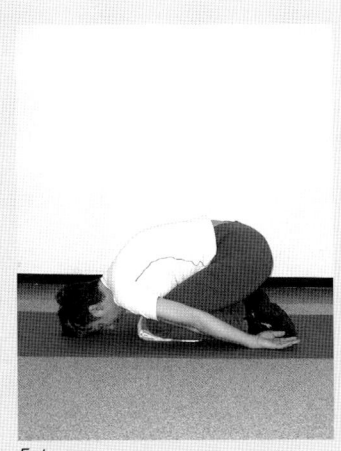

Foto 174

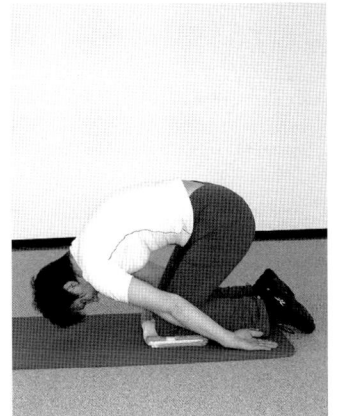

Foto 175

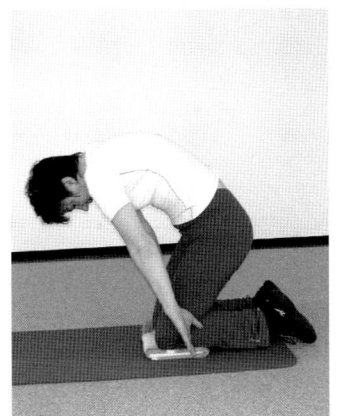

Foto 176

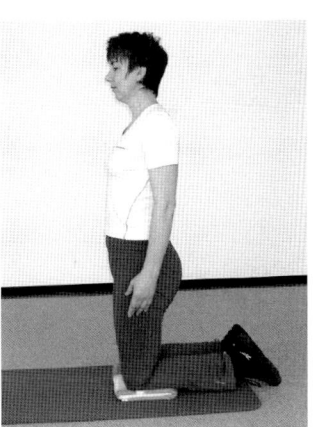

Foto 177

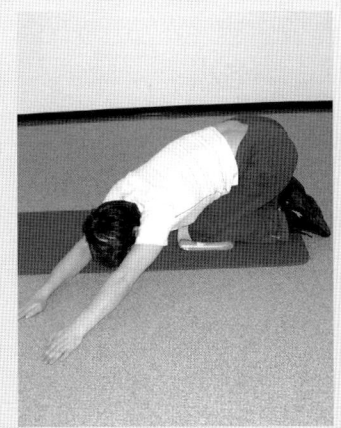

Foto 178

Ausgangsstellung	„Päckchenhaltung".
Übungsausführung	Aus der „Grundhaltung Päckchenhaltung" nun den Rücken vollständig bis zur Waagerechten strecken. 2–3 Sekunden die Endposition halten. Kehren Sie dann langsam zur Ausgangsposition zurück. Foto 179
Hinweis	Blick bleibt zum Boden gerichtet.
Variation	Die Hände sind am Hinterkopf. Foto 180

Ausgangsstellung	„Grundhaltung Päckchenhaltung".
Übungsausführung	Nachdem Sie aus der „Grundhaltung Päckchenhaltung" den Rücken vollständig bis zur Waagerechten ausgestreckt haben, drehen Sie den Oberkörper nach links. 2–3 Sekunden die Endposition halten. Das Zurückkehren erfolgt in umgekehrter Reihenfolge: erst den Körper zur Mitte drehen, dann die Ausgangsposition einnehmen. Foto 181
Hinweis	Blick bleibt zum Boden gerichtet.
Variation	Die Hände sind am Hinterkopf.

Ausgangsstellung	„Grundhaltung Päckchenhaltung", die Arme sind schulterbreit nach vorn gestreckt.
Übungsausführung	Heben Sie die linke Hand vom Boden ab und führen Sie diese leicht nach oben. Halten Sie 2–3 Sekunden die Endposition und kehren Sie dann langsam zur Ausgangsposition zurück. Foto 182
Hinweis	Der gestreckte Arm und der Körper bilden eine gerade Linie. Der Gegenarm drückt gegen den Boden. Blick bleibt zum Boden gerichtet.

Ausgangsstellung	„Grundhaltung Päckchenhaltung", die Arme sind schulterbreit nach vorn gestreckt.
Übungsausführung	Heben und führen Sie den linken Arm nach vorn oben. Der Kopf folgt der Bewegung. Halten Sie 2–3 Sekunden die Endposition und kehren Sie dann langsam zur Ausgangsposition zurück. Foto 183
Hinweis	Der Gegenarm drückt gegen den Boden. Heben und führen Sie den linken Arm nach oben zur Seite.

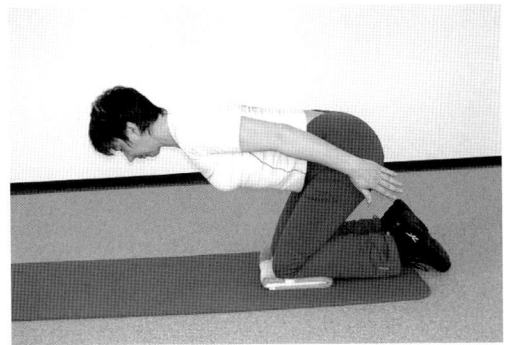
Foto 179

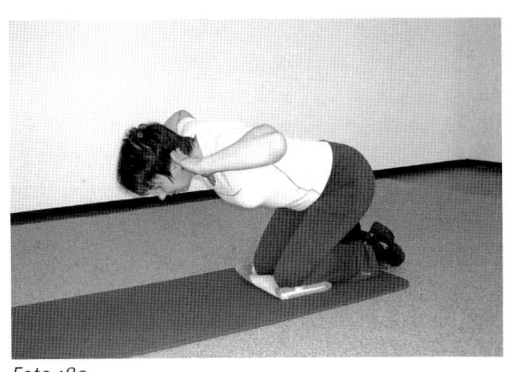
Foto 180

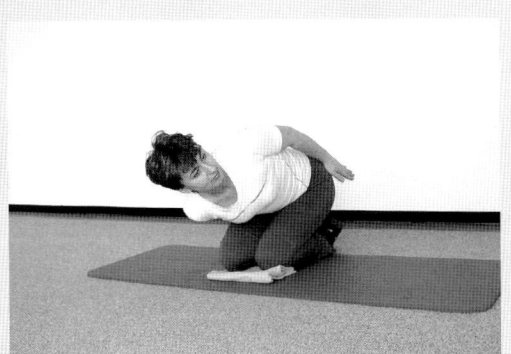
Foto 181

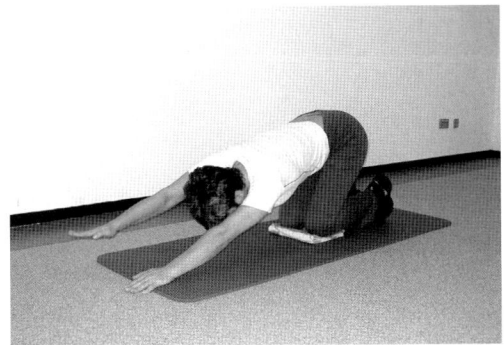
Foto 182

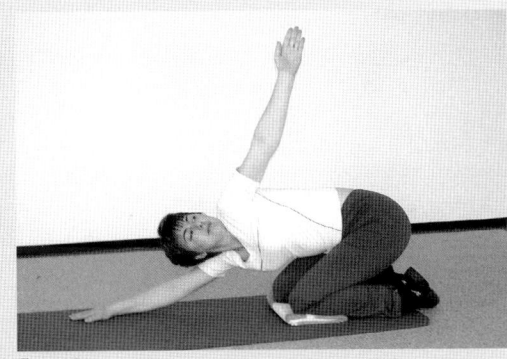
Foto 183

3.2.11 Die Übungen im Sitz am Boden

Grundhaltung „Fersensitz"
Sie knien sich auf den Boden und setzen sich auf Ihre Fersen. Halten Sie den Rücken aufrecht und lassen Sie die Arme passiv seitlich hängen. Falls Ihnen diese Sitzhaltung anfangs Probleme in den Beinen macht, können Sie ein kleines Kissen zwischen das Gesäß und die Füße legen. Foto 184

Körperwahrnehmungsübung fürs Becken
„Grundhaltung Fersensitz". Das Becken nach vorn kippen (starkes Hohlkreuz) und nach hinten bewegen (aufrichten). Bewegen Sie Ihr Becken isoliert, d. h. der obere Teil des Rückens und die Beine bleiben unverändert. Fotos 185, 186

Ausgangsstellung	„Grundhaltung Fersensitz".
Übungsausführung	Neigen Sie den Kopf zur Brust, machen Sie den Rücken rund und lassen Sie sich langsam nach vorn sinken, bis Sie mit der Stirn den Boden berühren. 2–3 Sekunden Endposition halten. Dann richten Sie sich langsam auf, indem Sie den Rücken über Lenden-, Brust- und Halswirbelsäule aufrollen. Fotos 187, 188, 189
Hinweis	Die Übung kontrolliert und bewusst ausführen. Haltezeit kann bis zu 6–8 Sekunden erweitert werden.

Ausgangsstellung	„Grundhaltung Fersensitz", die Hände liegen am Hinterkopf.
Übungsausführung	Spannen Sie die Bauchmuskulatur an und beugen Sie die Brustwirbelsäule zurück. Foto 190
Hinweis	Versuchen Sie, den Lendenwirbelsäulenbereich aufrecht zu halten.

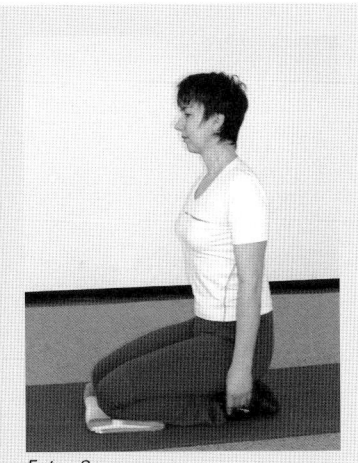
Foto 184

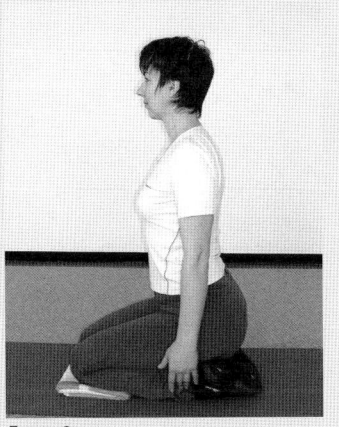
Foto 185

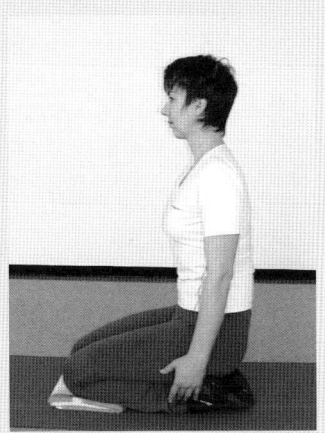
Foto 186

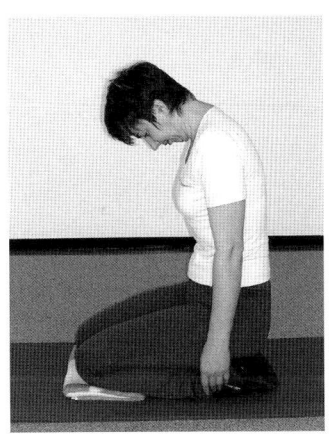
Foto 187

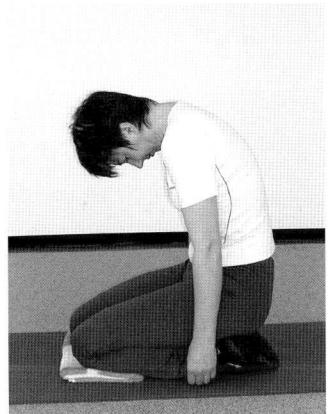
Foto 188

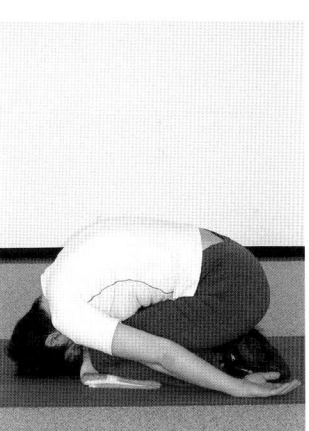
Foto 189

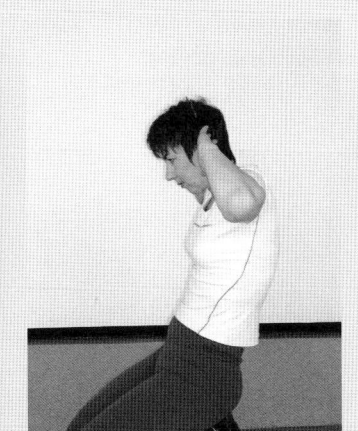
Foto 190

Ausgangsstellung	„Grundhaltung Fersensitz", die Hände liegen am Hinterkopf.
Übungsausführung	Aus der „Grundhaltung Fersensitz" den Körper zur linken Seite drehen. Foto 191
Hinweis	Rücken gestreckt, Kopf aufrecht, die Ellenbogen weit auseinander halten.
Variationen	Die Arme sind nach oben gestreckt.
	Die Arme sind seitlich gestreckt.

Grundhaltung „Angehockter Sitz"

Sie setzen sich auf den Boden. Die Fußsohlen sind etwa hüftbreit auseinander aufgestellt. Halten Sie den Rücken möglichst aufrecht und lassen Sie die Arme passiv seitlich hängen. Foto 192

Ausgangsstellung	„Grundhaltung Angehockter Sitz".
Übungsausführung	Aus „Grundhaltung Angehockter Sitz" neigen Sie den Kopf zur Brust, machen Sie den Rücken rund und bringen Sie Ihren Kopf immer näher zu den Knien. 2–3 Sekunden Endposition halten. Dann richten Sie sich langsam auf, indem Sie den Rücken über Lenden-, Brust- und Halswirbelsäule aufrollen. Foto 193
Hinweis	Haltezeit kann bis zu 6–8 Sekunden erweitert werden.
Variation	Die Hände umfassen die Kniegelenke. Foto 194

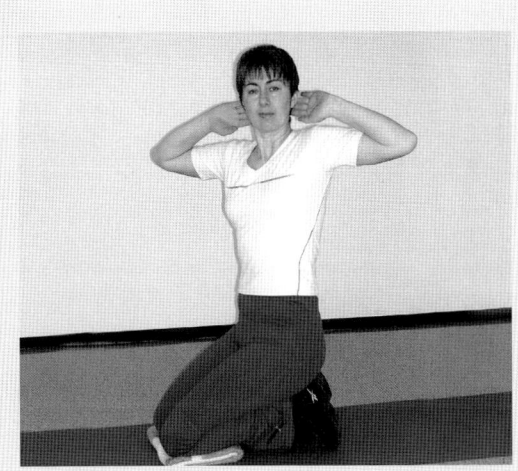

Foto 191

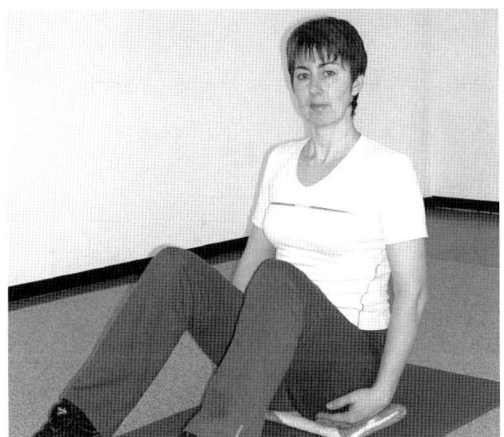

Foto 192

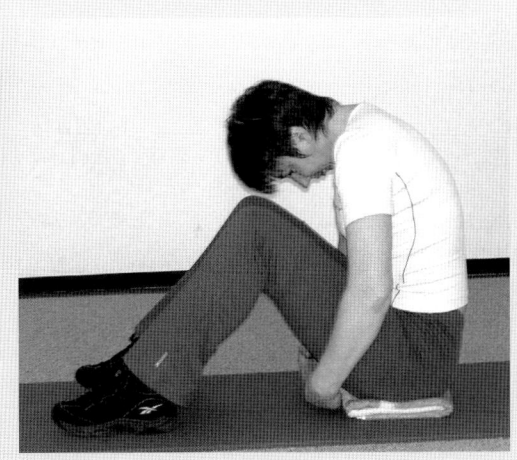

Foto 193

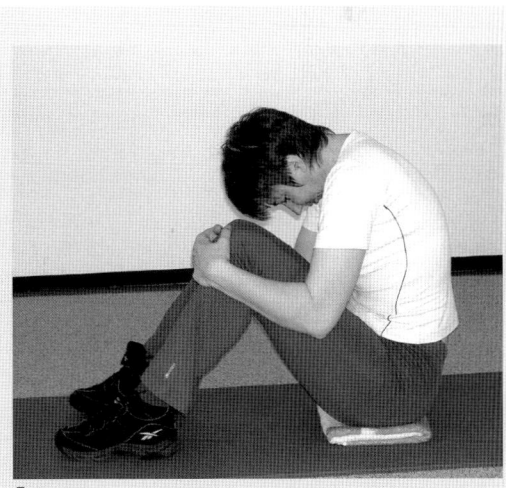

Foto 194

95

Ausgangsstellung	„Grundhaltung Angehockter Sitz".
Übungsausführung	Aus der „Grundhaltung Angehockter Sitz" neigen Sie den Kopf zur Brust, machen Sie den Rücken rund und bringen Sie Ihren Kopf immer näher zu den Knien, die Arme eng unter den Beinen kreuzen. 2–3 Sekunden Endposition halten. Dann richten Sie sich langsam auf, indem Sie den Rücken über Lenden-, Brust- und Halswirbelsäule aufrollen und gleichzeitig die Arme weit über die Seiten öffnen. Fotos 195, 196
Hinweis	Haltezeit kann bis zu 6–8 Sekunden erweitert werden. Die Wirbelsäule dabei intensiv strecken oder sogar überstrecken.

Ausgangsstellung	„Grundhaltung Angehockter Sitz".
Übungsausführung	Aus der „Grundhaltung Angehockter Sitz" neigen Sie den Kopf zur Brust, machen Sie den Rücken rund und bringen Sie Ihren Kopf immer näher zu den Knien, die Arme eng unter den Beinen kreuzen. 2–3 Sekunden Endposition halten. Dann den linken Arm weit über die Seite bis zur Drehung der Wirbelsäule öffnen. Fotos 197, 198
Hinweis	Der Kopf folgt der Bewegung.

Ausgangsstellung	„Grundhaltung Angehockter Sitz", die Hände umfassen die Knie.
Übungsausführung	Aus der „Grundhaltung Angehockter Sitz" lassen Sie die Lendenwirbelsäule rund werden, dann die Brustwirbelsäule und zum Schluss den Kopf zur Brust sinken lassen. Neigen Sie Ihren runden Rücken so weit wie möglich zurück. 2–3 Sekunden Endposition halten. Richten Sie sich dann Wirbel für Wirbel von unten nach oben wieder auf und heben Sie zum Schluss den Kopf. Fotos 199, 200, 201
Hinweis	Gleichgewicht halten.

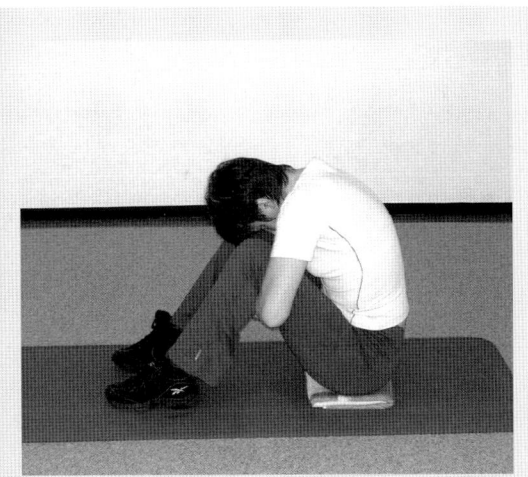
Foto 195

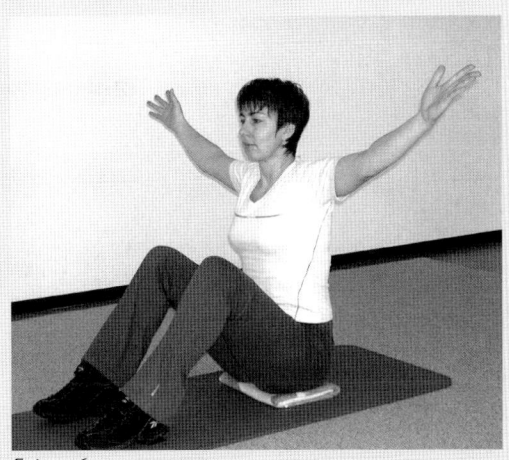
Foto 196

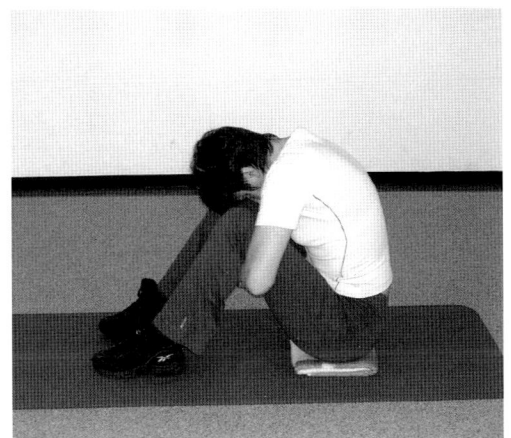
Foto 197

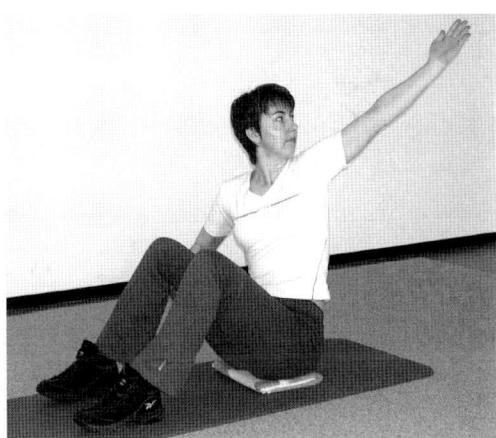
Foto 198

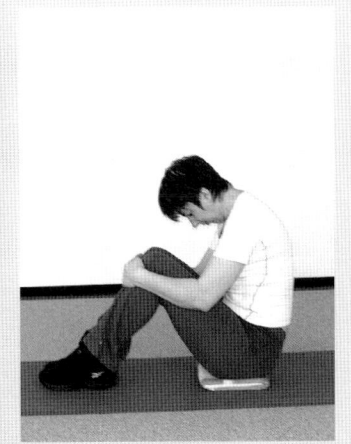
Foto 199

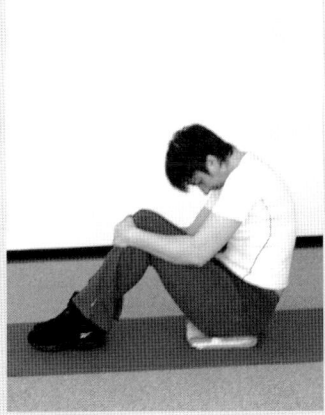
Foto 200

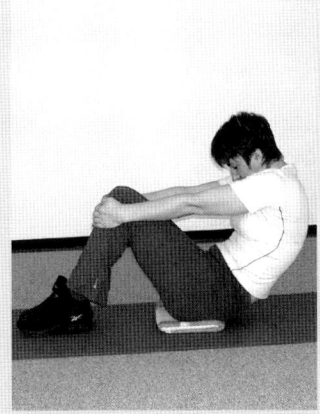
Foto 201

Ausgangsstellung	„Grundhaltung Angehockter Sitz", die Hände hinter dem Rücken.
Übungsausführung	Aus dieser Position nun den Rücken vollständig strecken, dabei mit den Handflächen oder Fäusten gegen den Boden drücken. 2–3 Sekunden Endposition halten. Foto 202
Hinweis	Haltezeit kann bis zu 6–8 Sekunden erweitert werden.

Ausgangsstellung	„Grundhaltung Angehockter Sitz", die Hände liegen am Hinterkopf.
Übungsausführung	Aus der „Grundhaltung Angehockter Sitz" den Rücken leicht rund machen und anschließend das Becken aufrichten (nach vorn kippen), die gestreckten Arme nach oben führen und den Rücken strecken. 2–3 Sekunden Endposition halten. Fotos 203, 204
Hinweis	Haltezeit kann bis zu 6–8 Sekunden erweitert werden.
Variation	Die Finger sind verschränkt. Strecken Sie die Arme über den Kopf und ziehen Sie die Handflächen so weit wie möglich nach oben.

Ausgangsstellung	„Grundhaltung Angehockter Sitz", die Hände liegen am Hinterkopf.
Übungsausführung	Aus der Grundhaltung „Angehockter Sitz" den Körper seitwärts nach links neigen. Foto 205
Hinweis	Rücken gestreckt lassen.
Variation	Die Arme sind nach oben gestreckt.

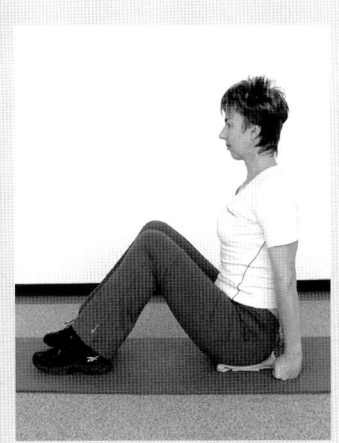
Foto 202

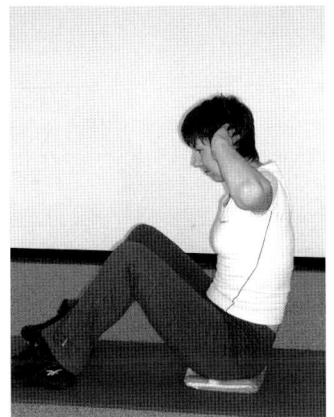
Foto 203

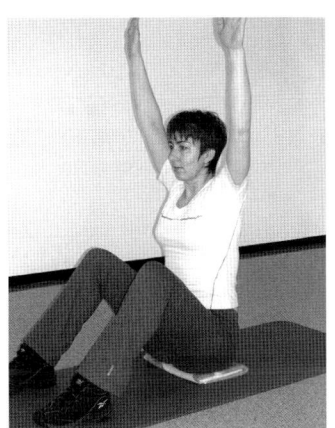
Foto 204

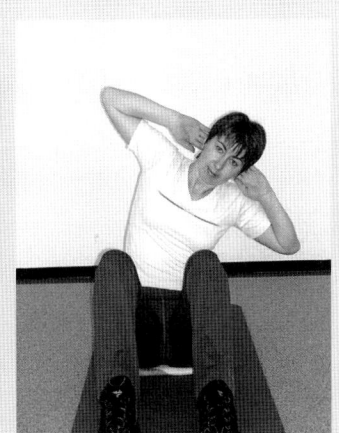
Foto 205

Ausgangsstellung	„Grundhaltung Angehockter Sitz".
Übungsausführung	Aus der „Grundhaltung Angehockter Sitz" setzen Sie die linke Hand neben die Hüfte, den rechten Arm nach oben strecken und den Körper seitwärts nach links neigen. Foto 206
Hinweis	Kontrollierte, bewusste Bewegungsausführung.
Variation	Die linke Hand während der Übungsausführung möglichst weit und exakt seitlich von der Hüfte wegschieben, ohne das Gesäß zu erheben.

Ausgangsstellung	„Grundhaltung Angehockter Sitz", die Hände liegen am Hinterkopf.
Übungsausführung	Aus der „Grundhaltung Angehockter Sitz" den Körper zur linken Seite drehen. Foto 207
Hinweis	Rücken gestreckt, Kopf aufrecht, die Ellenbogen weit auseinander halten.
Variation	Die Arme sind nach oben gestreckt.

Grundhaltung „Grätschsitz"

Sie setzen sich auf den Boden. Strecken und spreizen Sie Ihre Beine. Die Fußspitzen zeigen nach oben und die Kniekehlen leicht in den Boden drücken. Stützen Sie sich mit den Händen neben Ihrem Gesäß auf und richten Sie Ihre Wirbelsäule auf. Foto 208

Ausgangsstellung	„Grundhaltung Grätschsitz".
Übungsausführung	Führen Sie Ihre Arme weit über die Seiten nach oben, so dass die Handrücken in der Hochhalte zueinander zeigen. 2–3 Sekunden Endposition halten. Dann führen Sie die Arme in die Ausgangsposition zurück. Foto 209
Hinweis	Spannen Sie die Bauchmuskulatur an. Halten Sie den gesamten Rücken gestreckt. Haltezeit kann bis zu 6–8 Sekunden erweitert werden.

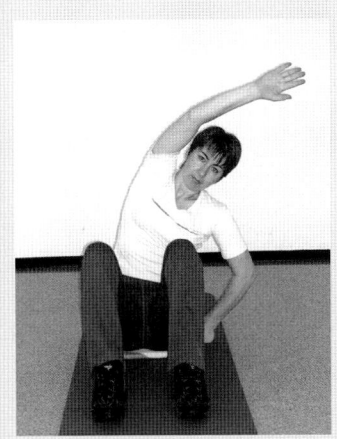

Foto 206

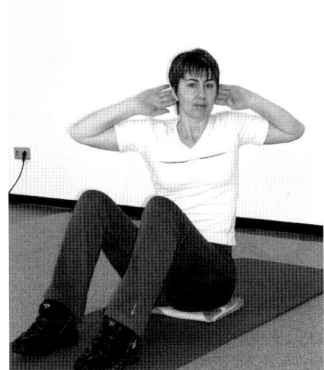

Foto 207

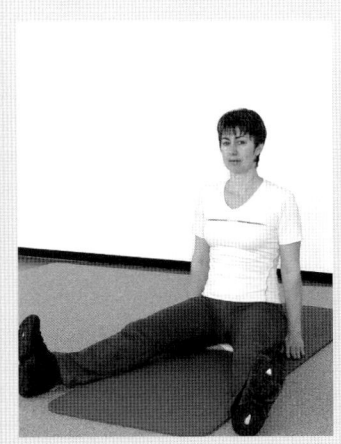
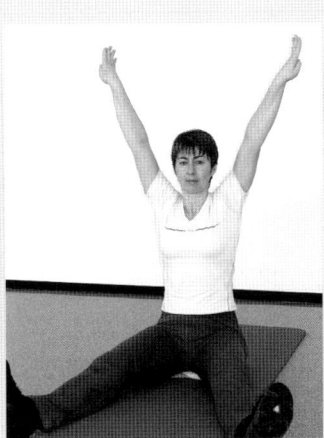

Foto 208   Foto 209

Ausgangsstellung	„Grundhaltung Grätschsitz", die Hände liegen am Hinterkopf.
Übungsausführung	Aus der „Grundhaltung Grätschsitz" drehen Sie den Oberkörper etwas nach rechts, linkes Bein gebeugt anheben und gleichzeitig den linken Ellenbogen zum linken Knie führen. Foto 210
Hinweis	Die Ellenbogen weit auseinander halten.
Variation	Die Arme sind nach oben gestreckt.

Ausgangsstellung	„Grundhaltung Grätschsitz", die Hände liegen am Hinterkopf.
Übungsausführung	Aus der „Grundhaltung Grätschsitz" drehen Sie den Oberkörper etwas nach rechts und neigen den linken Ellenbogen zum linken Knie. Foto 211
Hinweis	Ellenbogen bleiben weit auseinander.
Variation	Die Arme sind nach oben gestreckt.

Ausgangsstellung	„Grundhaltung Grätschsitz".
Übungsausführung	Aus der „Grundhaltung Grätschsitz" den rechten Arm nach oben strecken und den Körper seitwärts nach links neigen. Die linke Hand zum linken Fuß führen. Foto 212
Hinweis	Rücken gestreckt lassen.

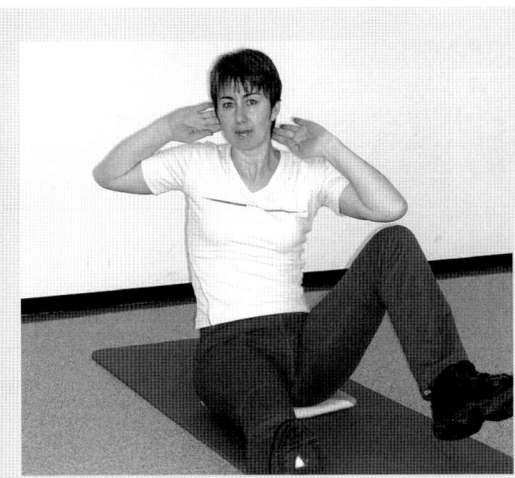
Foto 210

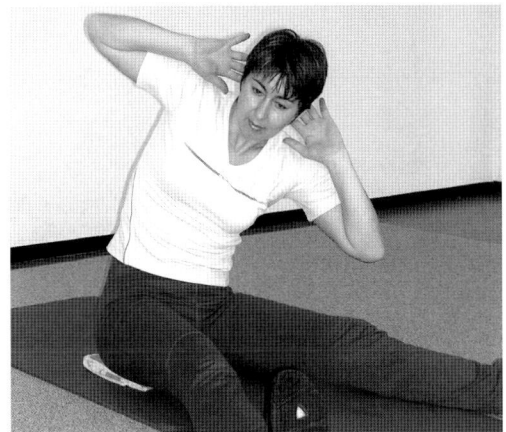
Foto 211

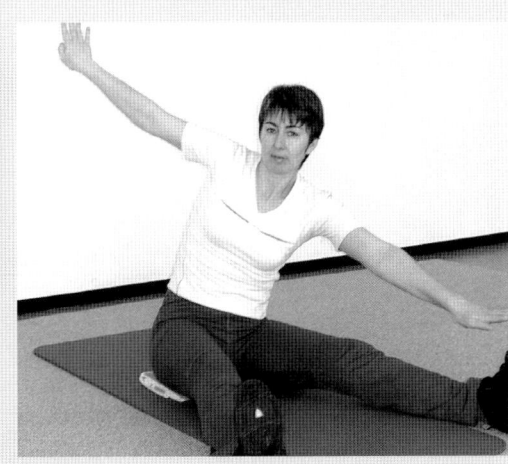
Foto 212

Ausgangsstellung	„Grundhaltung Grätschsitz", die Hände liegen am Hinterkopf.
Übungsausführung	Aus der „Grundhaltung Grätschsitz" drehen Sie den Oberkörper etwas nach links, das linke Bein gebeugt anheben und gleichzeitig den rechten Ellenbogen zum linken Knie führen. Foto 213
Hinweis	Die Ellenbogen weit auseinander halten.
Variation	Die Arme sind nach oben gestreckt. Beim Zusammenführen von rechtem Knie und linkem Ellenbogen bleibt der rechte Arm nach oben gestreckt.

Ausgangsstellung	„Grundhaltung Grätschsitz", die Hände liegen am Hinterkopf.
Übungsausführung	Aus der „Grundhaltung Grätschsitz" den Körper zur linken Seite drehen. Foto 214
Hinweis	Rücken gestreckt, Kopf aufrecht, die Ellenbogen weit auseinander halten.
Variation	Die Arme sind nach oben gestreckt.

3.2.12 Die Übungen in der Rückenlage

„Haltung Rückenlage"

Sie liegen in Rückenlage auf dem Boden. Die Beine sind angewinkelt und hüftbreit auseinander aufgestellt. Die Arme liegen neben dem Körper, die Handflächen zeigen nach oben. Foto 215

U-Halte

Ausgangsstellung	Ihre Arme sind gebeugt. Die Oberarme liegen seitlich auf Schulterhöhe gestreckt, die Ellenbogen sind im rechten Winkel gebeugt, die Finger zeigen nach vorn. Foto 216

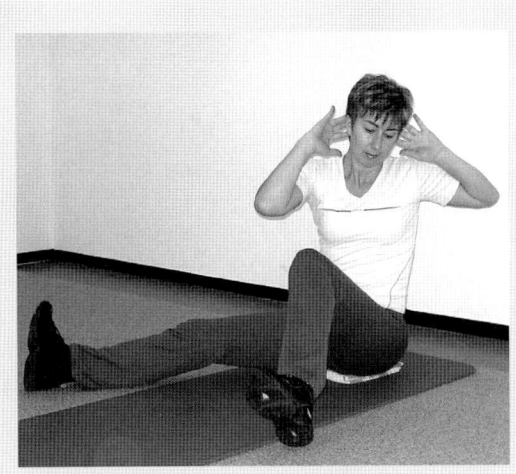
Foto 213

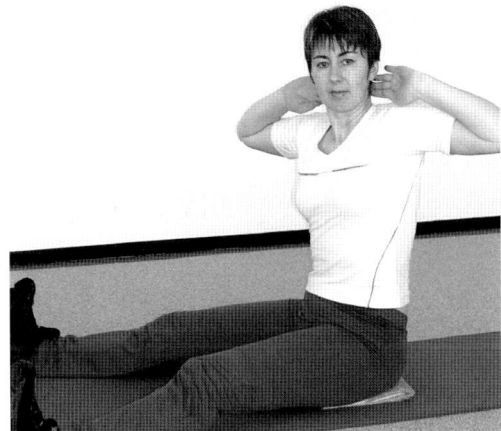
Foto 214

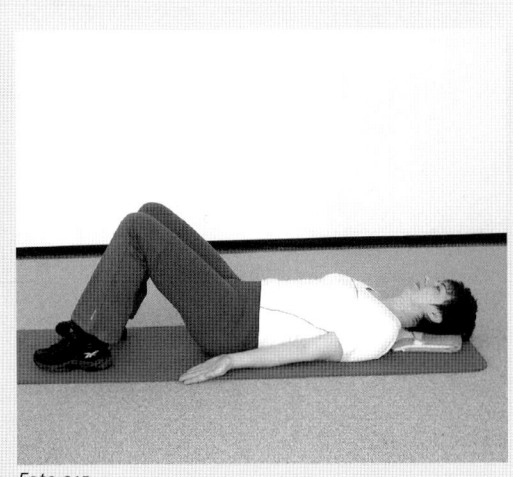
Foto 215

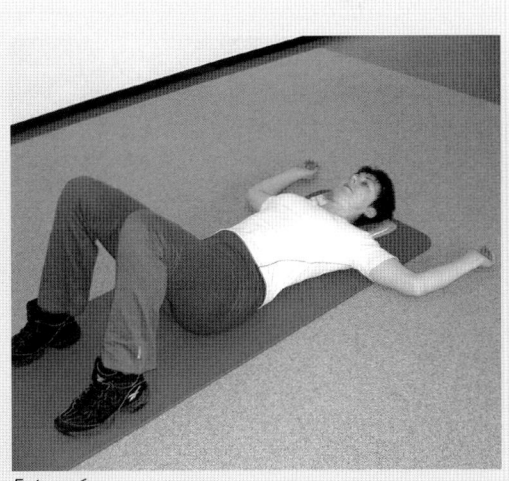
Foto 216

Grundübung

Ausgangsstellung	„Haltung Rückenlage"
Übungsausführung	Spannen Sie die Bauch- und Gesäßmuskulatur an und drücken Sie Ihre Lendenwirbelsäule gegen den Boden. Halten Sie 6–8 Sekunden diese Grundspannung. Foto 217
Hinweis	Die gesamte Wirbelsäule sollte Bodenkontakt halten. Haltezeit kann bis zu 10–20 Sekunden erweitert werden.
Variation	Beide Füße anziehen, Fersen und Handrücken gegen die Unterlage drücken. Foto 218

„Grundhaltung Rückenlage"

Zuerst sollte die Grundübung beherrscht werden, bevor mit weiteren Übungen begonnen wird.
„Grundhaltung Rückenlage" = „Haltung Rückenlage" + Grundübung (Grundspannung)

Ausgangsstellung	„Grundhaltung Rückenlage".
Übungsausführung	Kippen Sie Ihr Becken wechselweise nach vorn (starkes Hohlkreuz) und zurück (aufrichten), dabei sollte die gesamte Wirbelsäule Bodenkontakt halten. Halten Sie die Endpositionen 2–3 Sekunden. Foto 219
Hinweis	Beugen Sie Ihr Kinn leicht in Richtung Brust. Haltezeit kann bis zu 6–8 Sekunden erweitert werden.
Variationen	Beide Füße anziehen, Fersen und Handrücken gegen die Unterlage drücken. Foto 220 Die linke Beckenseite und die rechte Fußsohle stärker zum Boden drücken, dann die rechte Beckenseite und die linke Fußsohle. Mit dem Becken kreisen.

Ausgangsstellung	„Grundhaltung Rückenlage", Beine gebeugt, die Hände halten die Knie.
Übungsausführung	Kippen Sie Ihr Becken nach vorn (starkes Hohlkreuz), die Arme dabei strecken und zurück (aufrichten), die Arme beugen. Fotos 221, 222
Hinweis	Beugen Sie Ihr Kinn leicht in Richtung Brust.
Variation	Mit dem Becken kreisen.

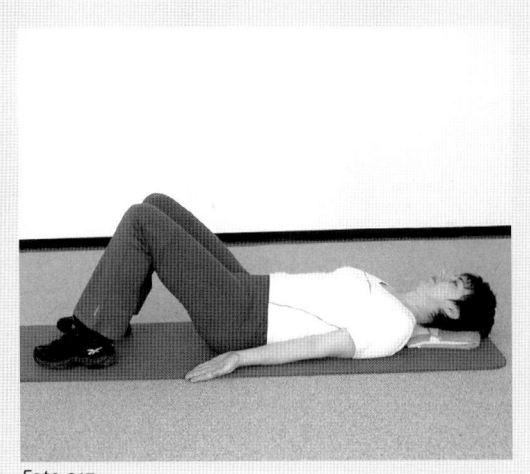
Foto 217

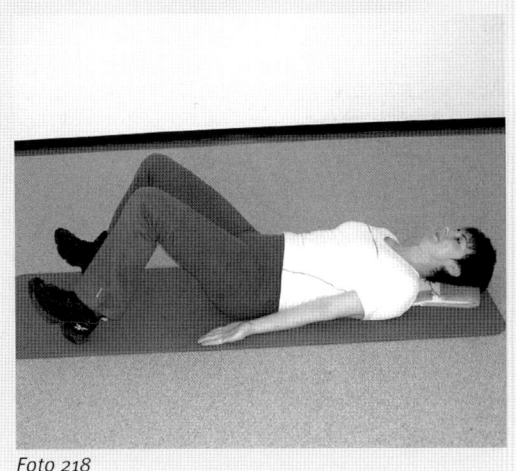
Foto 218

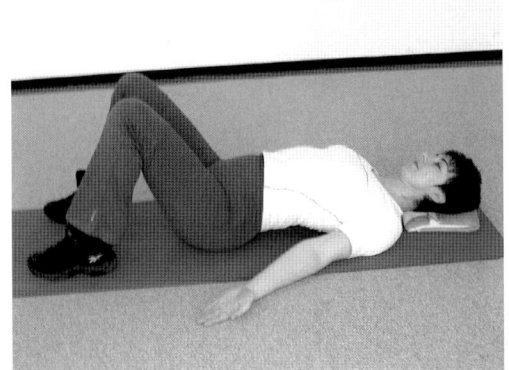
Foto 219

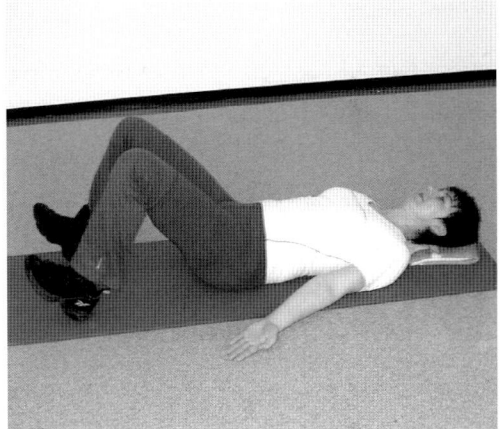
Foto 220

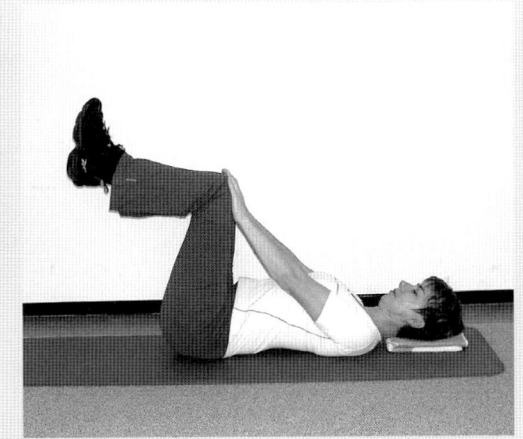
Foto 221

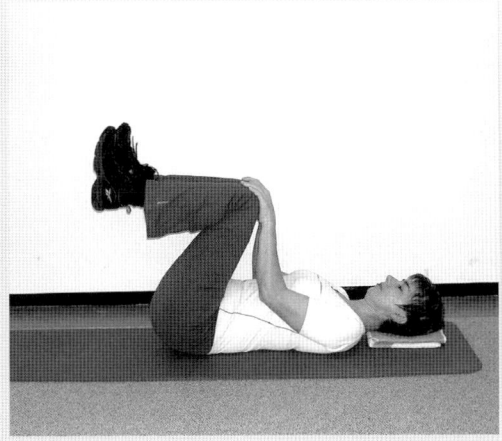
Foto 222

Ausgangsstellung	„Grundhaltung Rückenlage", eine Hand liegt am Bauch.
Übungsausführung	Drücken Sie mit den Fußsohlen gegen den Boden, Becken nach hinten kippen (aufrichten), dabei sollte die gesamte Wirbelsäule Bodenkontakt halten. Nur die Lendenwirbelsäule aufrollen und abrollen. Fotos 223, 224
Hinweis	Beugen Sie Ihr Kinn leicht in Richtung Brust. Dabei bewegt sich die Lendenwirbelsäule nur leicht, Wirbel für Wirbel, wie eine Perlenkette.
Variationen	Beide Füße anziehen, Fersen und Handrücken gegen die Unterlage drücken. Die linke Beckenseite und die rechte Fußsohle stärker zum Boden drücken. Dann die rechte Beckenseite und die linke Fußsohle. Mit dem Becken kreisen.

Ausgangsstellung	„Grundhaltung Rückenlage", das linke Beine ist lang ausgestreckt und der rechte Arm liegt ausgestreckt neben dem Kopf.
Übungsausführung	Das linke Bein nach vorn und den rechten Arm nach hinten schieben. Foto 225
Hinweis	Die gesamte Wirbelsäule sollte Bodenkontakt halten. Die gestreckten Arme und Beine bleiben am Boden liegen.
Variation	Beide Arme und beide Beine sind gestreckt.

Ausgangsstellung	„Grundhaltung Rückenlage".
Übungsausführung	Die Beine gehen nach links spazieren. Halten Sie 2–3 Sekunden die Endposition und kehren Sie langsam zur Ausgangsposition zurück. Foto 226
Hinweis	Die gesamte Wirbelsäule sollte Bodenkontakt halten. Das Becken am Boden liegen lassen. Beugen Sie Ihr Kinn leicht in Richtung Brust.
Variation	Beide Beine sind ausgestreckt. Foto 227

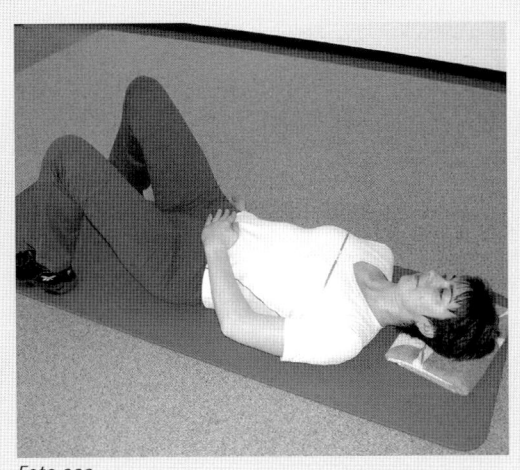

Foto 223

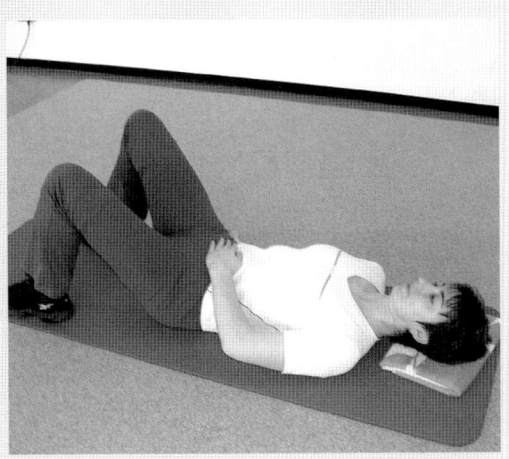

Foto 224

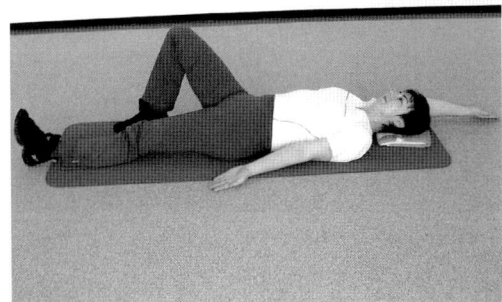

Foto 225

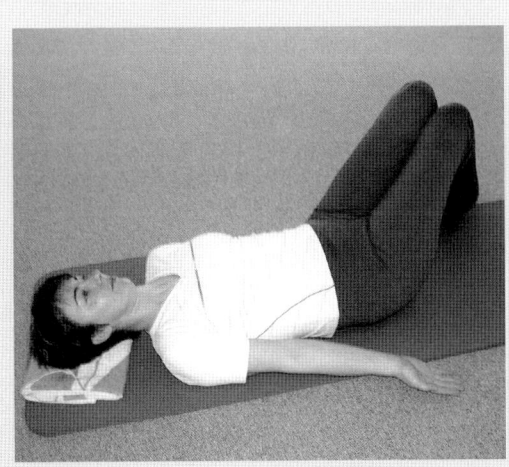

Foto 226

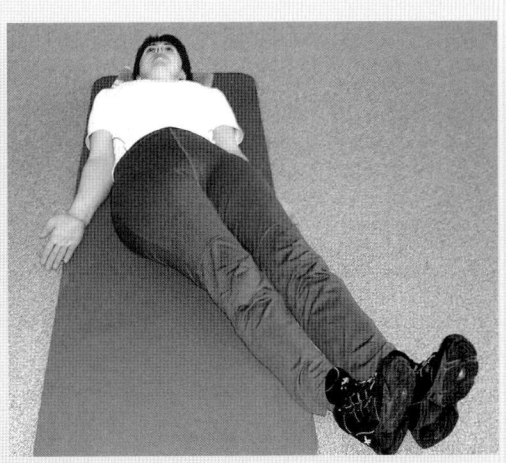

Foto 227

Ausgangsstellung	„Grundhaltung Rückenlage".
Übungsausführung	Den Oberkörper und den Kopf leicht anheben und zur linken Seite neigen. Die linke Hand in Richtung des linken Fußes führen. Dann den Oberkörper und die Arme ablegen. Foto 228
Hinweis	Das Becken bleibt am Boden liegen.
Variation	Für Trainierte: In der Endposition Oberkörper und Arme nicht ablegen. Foto 229

Ausgangsstellung	„Grundhaltung Rückenlage", die Arme sind gestreckt auf Schulterhöhe in der Seitenhalte und die Handflächen zeigen nach oben. Foto 230
Übungsausführung	Drehen Sie langsam den rechten Arm nach links und führen Sie die rechte Hand zur linken Hand. Die rechte Schulter und den Kopf mitdrehen. Foto 231
Hinweis	Das Becken am Boden liegen lassen.
Variation	Während der Übungsausführung wird das rechte Bein ausgestreckt.

Ausgangsstellung	„Grundhaltung Rückenlage", die Beine sind lang ausgestreckt.
Übungsausführung	Drehen Sie langsam die linke Beckenseite und das linke Bein nach rechts, bis das Becken senkrecht nach oben zeigt. Foto 232
Hinweis	Die Schultern sollen sich dabei nicht vom Boden lösen.
Variationen	Die Arme sind gestreckt auf Schulterhöhe in der Seitenhalte und die Handflächen zeigen nach oben.
	Die geschlossenen Beine liegen am Boden und werden nach links (rechts) gedreht.

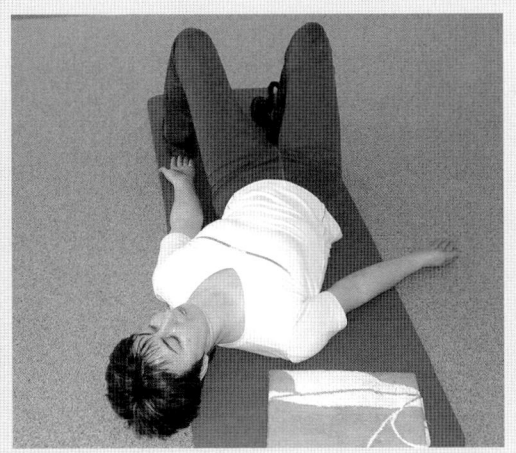
Foto 228

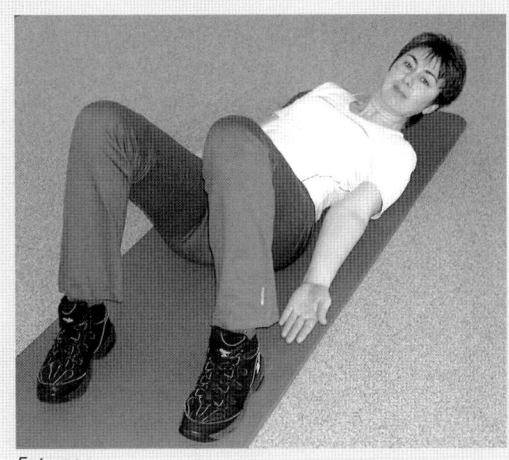
Foto 229

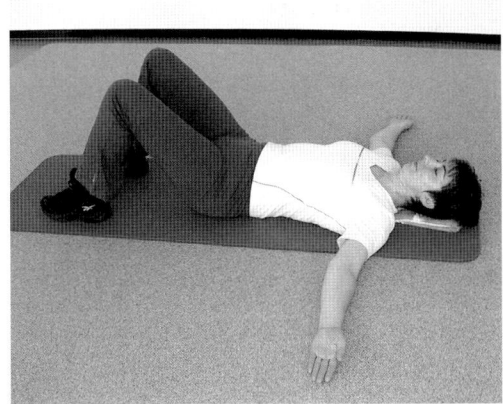
Foto 230

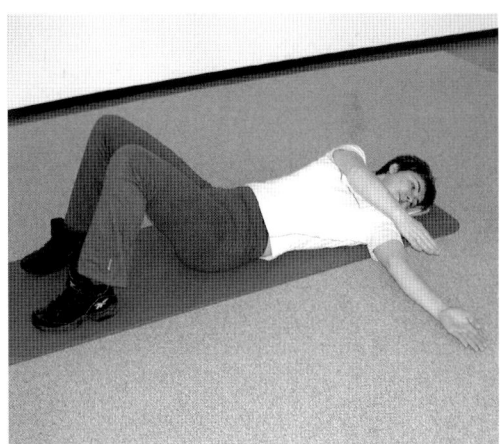
Foto 231

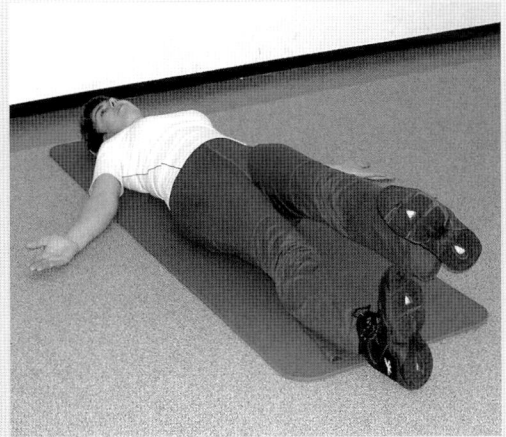
Foto 232

Ausgangsstellung	„Grundhaltung Rückenlage".
Übungsausführung	Drehen Sie langsam die Beine nach links und legen Sie sie auf dem Boden ab. Foto 233
Hinweis	Die Schultern, Ellenbogen und Arme bleiben am Boden liegen.
Variationen	Das linke Bein über das rechte legen und nach links zum Boden drücken. Die Arme sind gestreckt auf Schulterhöhe in der Seitenhalte und die Handflächen zeigen nach oben. Die Arme liegen in U-Halte. Foto 234 Den Kopf in Gegenrichtung drehen. Wie in Variation 1, jedoch sind die Beine gestreckt. Das linke Bein wird nach links abgelegt.

Ausgangsstellung	„Grundhaltung Rückenlage".
Übungsausführung	Die Füße vom Boden abheben, Beine zum Rumpf anziehen und nach links drehen. Foto 235
Hinweis	In Endposition Beine nicht ablegen. Die Schultern, Ellenbogen und Arme bleiben am Boden liegen.
Variationen	Das linke Bein über das rechte legen und nach links zum Boden drücken. Foto 236 Die Arme sind gestreckt auf Schulterhöhe in der Seitenhalte und die Handflächen zeigen nach oben. Die Arme liegen in U-Halte. Den Kopf in Gegenrichtung drehen.

Ausgangsstellung	„Grundhaltung Rückenlage", die Beine sind ausgestreckt.
Übungsausführung	Heben und beugen Sie langsam das rechte Bein, dann das Bein drehen und über das gestreckte linke Bein zum Boden hin ablegen. Foto 237
Hinweis	Die Schultern, Ellenbogen und Arme bleiben am Boden liegen.
Variationen	Die Gegenhand befindet sich am gebeugten Bein. Foto 238 Heben und drehen Sie das gestreckte rechte Bein. Die Arme sind gestreckt auf Schulterhöhe in der Seitenhalte und die Handflächen zeigen nach oben. Den Kopf in die Gegenrichtung drehen. Die Arme sind in der Seitenlage auf Schulterhöhe und die Handflächen zeigen nach oben. Das linke Bein gestreckt in Richtung Decke führen und nach links (rechts) zur linken (rechten) Hand ablegen.

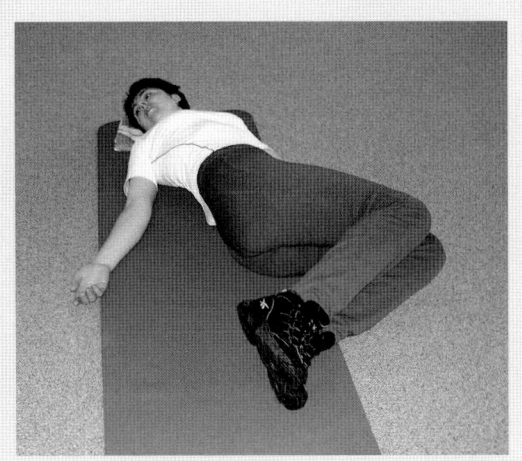
Foto 233

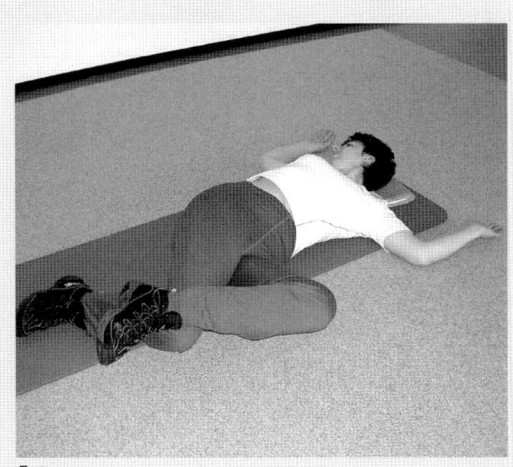
Foto 234

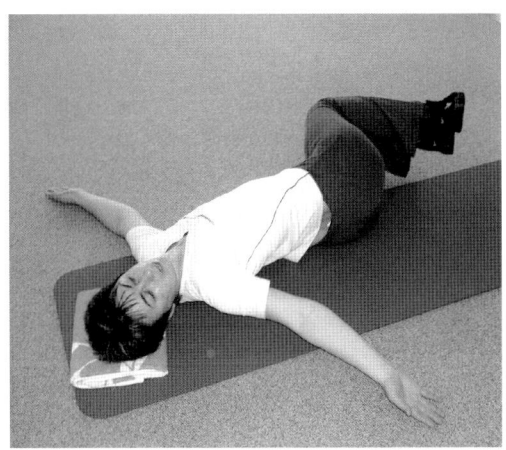
Foto 235

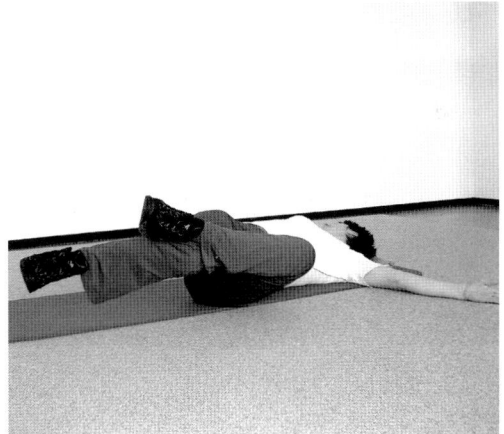
Foto 236

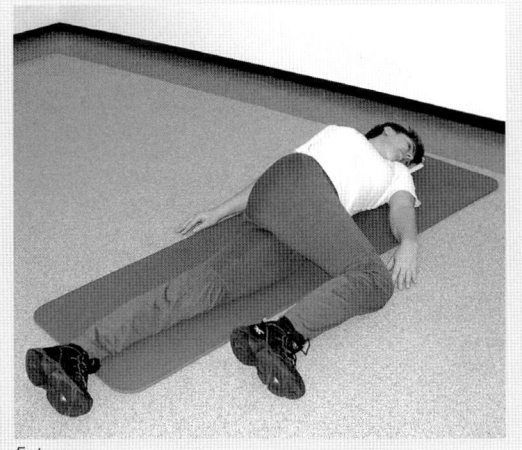
Foto 237

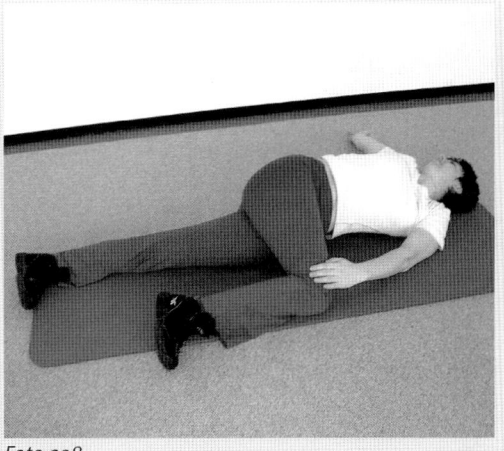
Foto 238

Bewegungsebenen in LWS + BWS

Oft bereiten Bandscheiben im Lendenbereich Probleme.

Die drei Übungen in der sagittalen, frontalen und transversalen Bewegungsebene verfolgen das Ziel, die Bandscheiben durch die Bewegungen in allen möglichen Richtungen zu aktivieren.
Die Bandscheibe lebt von Bewegung.

Der Bewegungsspielraum zwischen zwei benachbarten Wirbeln ist relativ klein. Zwischen den Wirbeln befinden sich die Bandscheiben, die mit den Wirbelkörpern verbunden sind. Erst die Bandscheiben ermöglichen die Beweglichkeit der einzelnen Wirbel miteinander und das komplizierte Muskelsystem ermöglicht die Kontrolle über komplexe Bewegungen in den Zwischenwirbelgelenken.

Die Wirbelsäule ist nach allen Richtungen beweglich. Die Wirbelsäule kann nach vorne und hinten (sagittale Ebene), zur Seite gebogen (frontale Ebene) oder gedreht (transversale Ebene) werden.
Die Begriffe für die Positionen und die Richtungen orientieren sich am Körper des Menschen unabhängig von seiner räumlichen Lage oder Stellung.
Da die Gelenkflächenfortsätze in der LWS sagittal gestellt sind, ist keine Rotation in der LWS möglich. Deshalb findet die Bewegung in der transversalen Ebene in der BWS statt.

Körperachsen
Eine Körperachse entsteht als Schnittlinie zweier Ebenen,
die im Winkel von 90° aufeinander projiziert werden.
Die Bezeichnung der Achse ergibt sich aus den beiden Ebenen, aus denen sie entsteht.
Die mögliche Bewegung findet in der übrig gebliebenen Ebene statt.
Frontotransversale Achse (Schnittlinie Frontal- und Transversalebene) = Sagittalebene
Sagittotransversale Achse (Schnittlinie Sagital- und Transversalebene) = Frontalebene
Frontosagittale Achse (Schnittlinie Frontal- und Sagittalebene) = Transversalebene

Übungen

Ausgangsstellung „Grundhaltung Rückenlage".

„Grundhaltung Rückenlage" = „Haltung Rückenlage" + Grundübung (Grundspannung)

„Haltung Rückenlage"
Sie liegen in Rückenlage auf dem Boden. Die Beine sind angewinkelt und hüftbreit auseinander aufgestellt. Die Arme liegen neben dem Körper, die Handflächen zeigen zur Decke.

Grundübung (Grundspannung)
Spannen Sie die Bauch- und Gesäßmuskulatur an und drücken Sie Ihre Lendenwirbelsäule gegen den Boden. Die Grundspannung aufbauen. Die gesamte Wirbelsäule sollte Bodenkontakt halten.

Hinweis Auf dem Bild sind die Arme weit vom Körper entfernt, damit man sehen kann, wie die gesamte Wirbelsäule und besonders die LWS Bodenkontakt haben.

Sagittale Ebene
Übungsausführung   Kippen Sie Ihr Becken wechselweise nach vorne (starkes Hohlkreuz) und zurück (aufrichten).

Frontale Ebene
Übungsausführung   Die Beine gehen nach links spazieren und wieder zurück.

Transversale Ebene
Übungsausführung   Drehen Sie langsam die Beine nach links und legen Sie sie auf dem Boden ab.
Hinweis   Haltezeit in Endpositionen 2–3 Sekunden; die Haltezeit kann bis zu 6–8 Sekunden erweitert werden. 6–12 Wiederholungen.
Seitenwechsel beachten.
Variation   Beide Beine sind ausgestreckt.

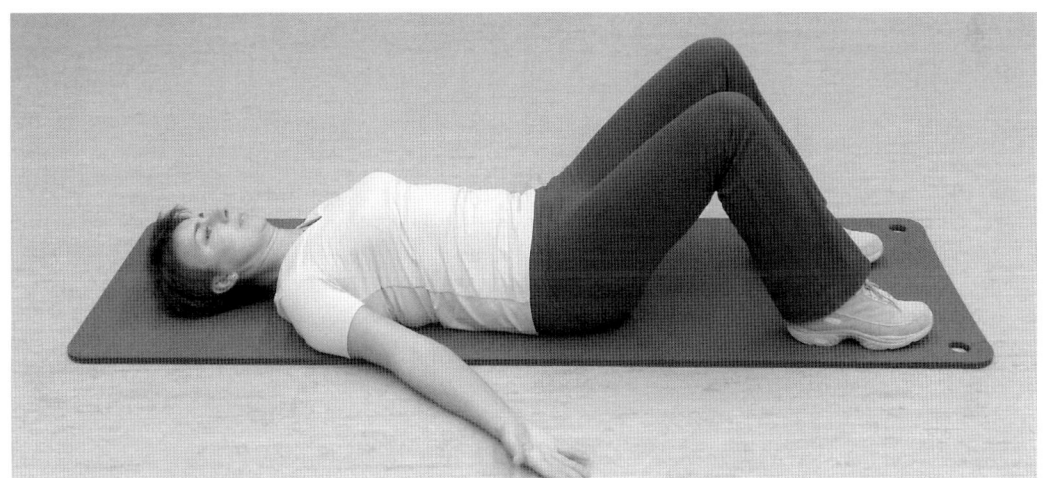

Grundhaltung Rückenlage

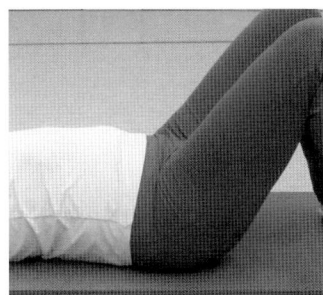 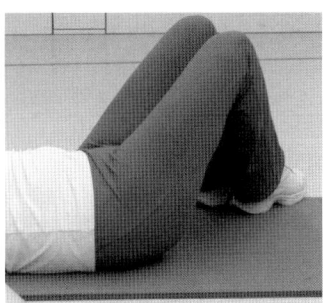 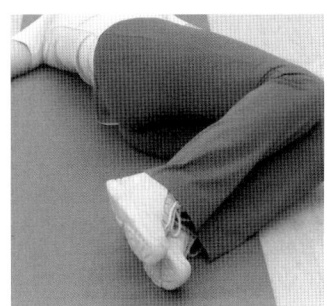

Sagittale Ebene   *Frontale Ebene*   *Transversale Ebene*

Kombinationsübungen: 2 Bewegungsebenen

1. Frontale + sagittale Ebene

Übungsausführung	Die Beine gehen nach links spazieren. In der Endposition kippen Sie Ihr Becken und richten es wieder auf. 6–8 Wiederholungen.

2. Transversale + sagittale Ebene

Übungsausführung	Drehen Sie langsam die Beine nach links und legen Sie sie auf dem Boden ab. In der Endposition kippen Sie Ihr Becken und richten es wieder auf. 6–8 Wiederholungen.

3. Frontale + transversale Ebene

Übungsausführung	Die Beine gehen nach links spazieren. In der Endposition legen Sie die Beine wechselweise nach links und rechts ab. 3–4 Mal je Seite.
Variation	Beide Beine sind ausgestreckt.

Kombinationsübung: 3 Bewegungsebenen

Frontale + transversale + sagittale Ebene

Übungsausführung	Die Beine gehen nach links spazieren. Legen Sie die Beine nach links bzw. rechts ab. In der Endposition kippen Sie Ihr Becken und richten es wieder auf. 6–8 Wiederholungen.

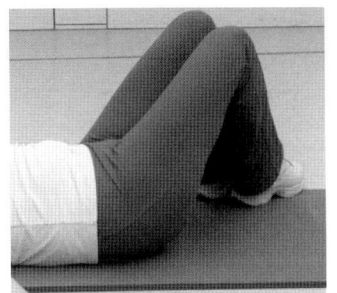 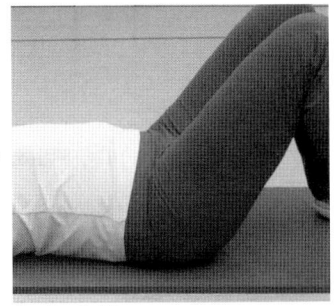 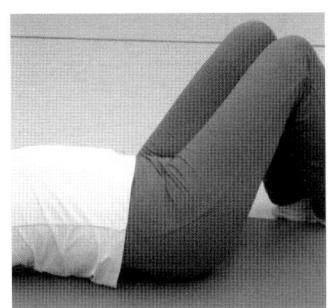

Frontale Ebene + *Sagittale Ebene* =

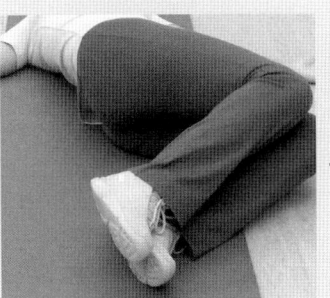 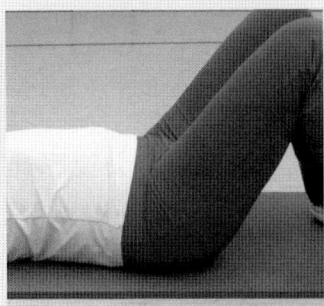 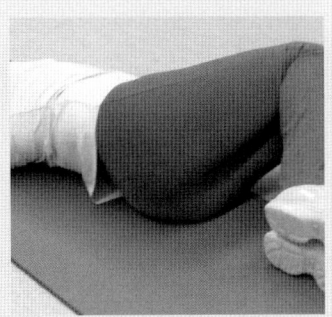

Transversale Ebene + *Sagittale Ebene* =

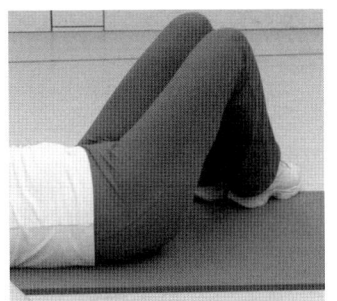 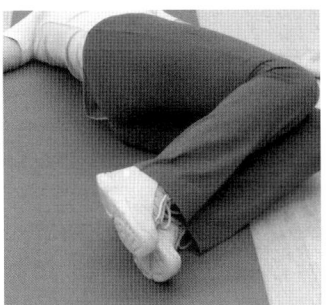 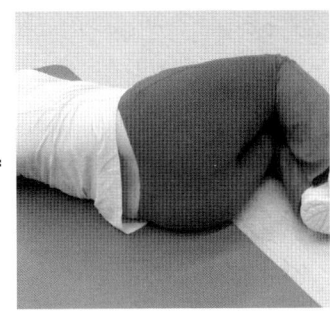

Frontale Ebene + *Transversale* =

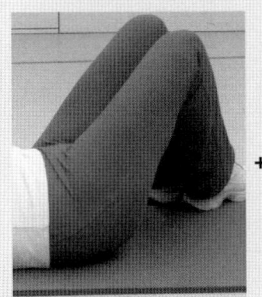 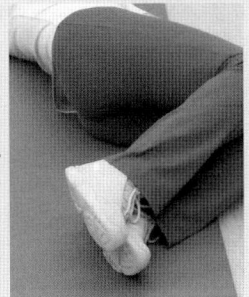 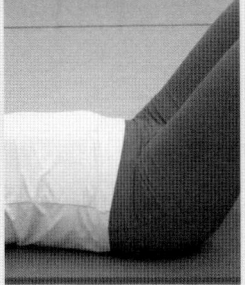 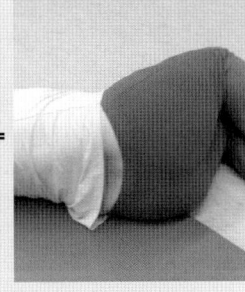

Frontale Ebene + *Transversale Ebene* + *Sagittale Ebene* =

3.2.13 Die Übungen in der Bauchlage

Haltung „Bauchlage"

Sie liegen in Bauchlage auf dem Boden, die Stirn liegt auf dem Boden. Die Arme sind neben dem Körper, die Füße liegen hüftbreit geöffnet mit dem Fußrücken zum Boden. Foto 239

Grundübung

Ausgangsstellung	Haltung „Bauchlage".
Übungsausführung	Spannen Sie Gesäß- und Bauchmuskulatur fest an. Den Kopf leicht anheben und nach vorn ziehen, die Zehenspitzen aufstellen und gegen den Boden drücken. Halten Sie 6–8 Sekunden die Grundspannung. Foto 240
Hinweis	Blick bleibt zum Boden gerichtet. Die Knie vom Boden lösen. Haltezeit kann bis zu 10–20 Sekunden erweitert werden.
Variation	Fersenschub aufbauen.

Grundhaltung „Bauchlage"

Zuerst sollte die Grundübung beherrscht werden, bevor mit weiteren Übungen begonnen wird.
„Grundhaltung Bauchlage" = „Haltung Bauchlage" + Grundübung (Grundspannung)

Ausgangsstellung	„Grundhaltung Bauchlage", die Arme sind hinter dem Rücken, die Hände verschränkt.
Übungsausführung	Ziehen Sie die Schultern und Arme nach hinten und den Kopf nach vorn. Foto 241
Hinweis	Blick bleibt zum Boden gerichtet. Schulterblätter zur Wirbelsäule ziehen.
Variation	Fersenschub aufbauen.

Ausgangsstellung	„Grundhaltung Bauchlage".
Übungsausführung	Schulter und Kopf leicht anheben, Oberkörper zur linken Seite neigen und in geneigter Position ablegen. Ziehen Sie die Schultern und Arme nach hinten und den Kopf nach vorn. Foto 242
Hinweis	Blick auf den Boden richten. Schulterblätter zur Wirbelsäule schieben.

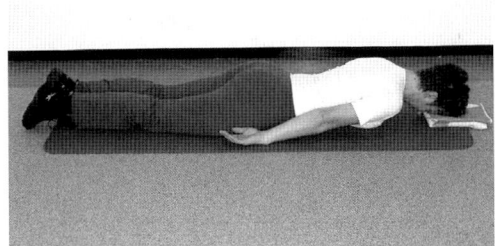

Foto 239

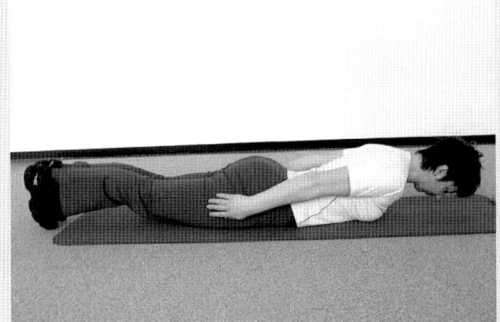

Foto 240

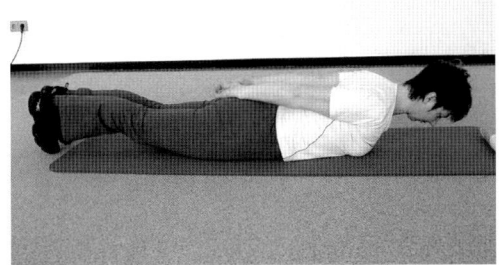

Foto 241

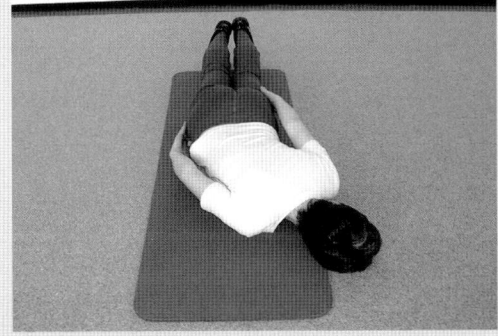

Foto 242

Ausgangsstellung	„Grundhaltung Bauchlage", die Arme sind ausgestreckt.
Übungsausführung	Die Arme gehen nach links spazieren. Halten Sie 2–3 Sek. die Endposition und kehren Sie langsam zur Ausgangsposition zurück. Foto 243
Hinweis	Blick auf den Boden richten.
Variationen	Die Arme bleiben in Ausgangsstellung und nur die Beine gehen nach links spazieren. Foto 244
	Die Arme und die Beine gehen nach links spazieren. Foto 245

Ausgangsstellung	„Grundhaltung Bauchlage".
Übungsausführung	Schulter und Kopf leicht anheben, Schulterblätter zur Wirbelsäule ziehen. Oberkörper zur linken Seite drehen. Foto 246
Hinweis	Blick auf den Boden richten. Das Becken dreht nicht mit, beide Beckenseiten bleiben am Boden liegen.
Variationen	Die Arme sind in U-Halte. Foto 247
	Die Arme sind nach vorn ausgestreckt.
	Die Arme sind ausgestreckt. Rotation des gesamten Körpers nach links und rechts. Endposition Seitenlage.
	Rotation des gesamten Körpers nach links und rechts. Endposition Rückenlage.

3.2.14 Die Übungen in der Seitenlage

„Grundhaltung Seitenlage" mit gestreckten Beinen

Sie liegen in Seitenlage auf dem Boden, der Kopf ruht auf dem unteren gestreckten Arm in Verlängerung der Wirbelsäule. Die obere Hand stützen Sie vor Ihrer Brust am Boden auf. Die Beine sind gestreckt und liegen aufeinander. Ihr Kopf, Ihr Becken und Ihre Fersen bilden eine gerade Linie. Foto 248

„Grundhaltung Seitenlage" mit unten angewinkeltem Bein

Sie nehmen die „Grundhaltung Seitenlage" mit gestreckten Beinen ein und beugen das untere Bein im rechten Winkel. Foto 249

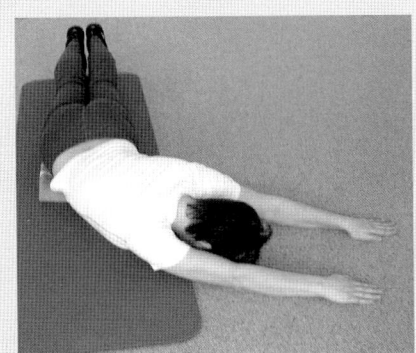
Foto 243

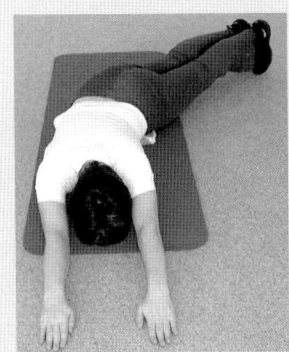
Foto 244

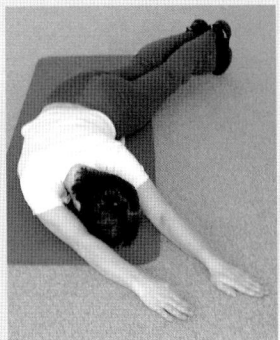
Foto 245

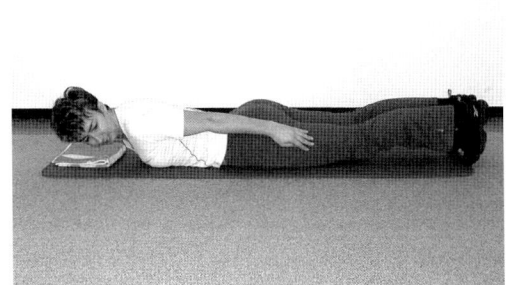
Foto 246

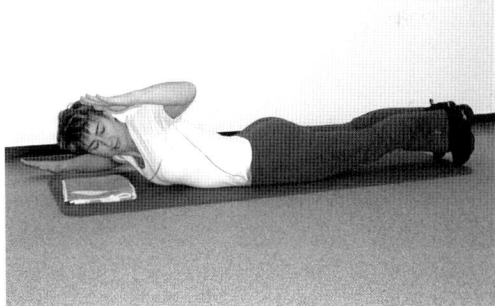
Foto 247

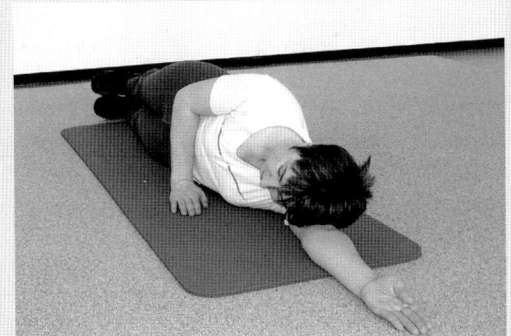
Foto 248

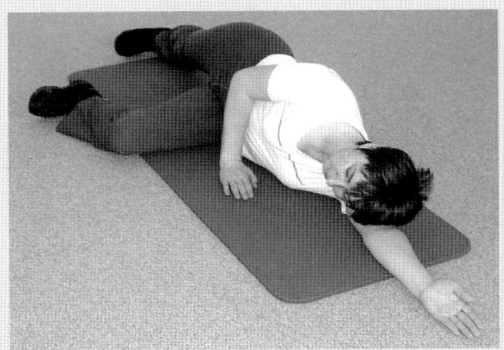
Foto 249

Grundübung

Ausgangsstellung	„Grundhaltung Seitenlage" mit dem unteren Bein angewinkelt.
Übungsausführung	Heben Sie das obere Bein gestreckt an. Spannen Sie Gesäß- und Bauchmuskulatur fest an. Fersenschub aufbauen. Mit der aufgestützten Hand gegen den Boden drücken. Foto 250
Hinweis	Blick bleibt nach vorn gerichtet.

Ausgangsstellung	„Grundhaltung Seitenlage", der obere Arm liegt auf dem ausgestreckten Oberschenkel.
Übungsausführung	Heben Sie den Kopf und den Oberkörper seitwärts an und ziehen Sie die obere Hand in Richtung des oberen Knies. Foto 251
Hinweis	Der Blick bleibt nach vorn gerichtet. Den Kopf und Oberkörper direkt seitlich anheben.

Ausgangsstellung	„Seitenlage", mit in rechtem Winkel gebeugten Beinen am Boden, die Arme liegen vor dem Körper.
Übungsausführung	Drehen Sie die oben liegende Schulter und den Arm rückwärts, so dass Sie die Arme in einer gebeugten Position in U-Halte am Boden ablegen. Der Kopf folgt der Bewegung. Foto 252
Hinweis	Die beiden Knie bleiben am Boden liegen.
Variation	Das obere Knie wird mit dem Unterschenkel des unteren Beines fest am Boden gehalten. Die Arme sind gestreckt auf Schulterhöhe in der Seitenhalte und die Handflächen zeigen nach oben. Foto 253

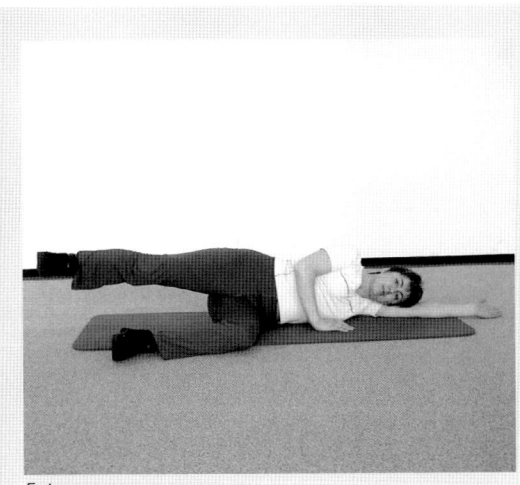

Foto 250

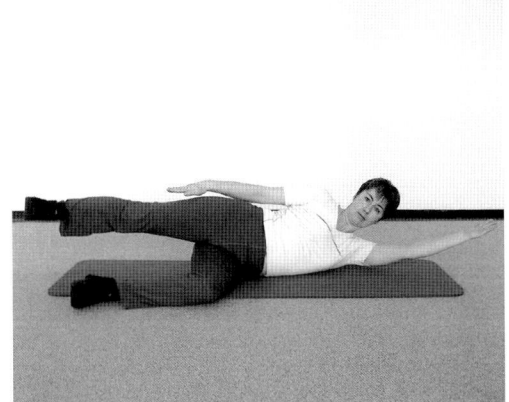

Foto 251

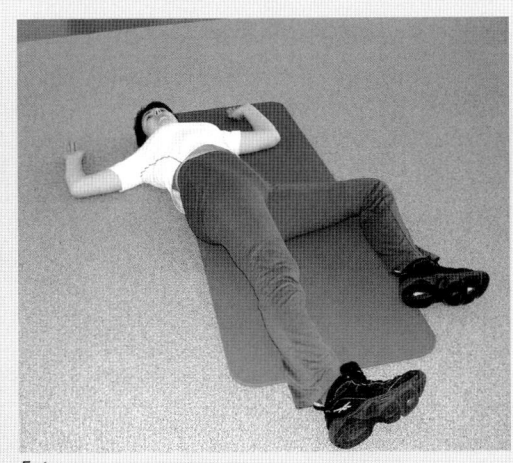

Foto 252

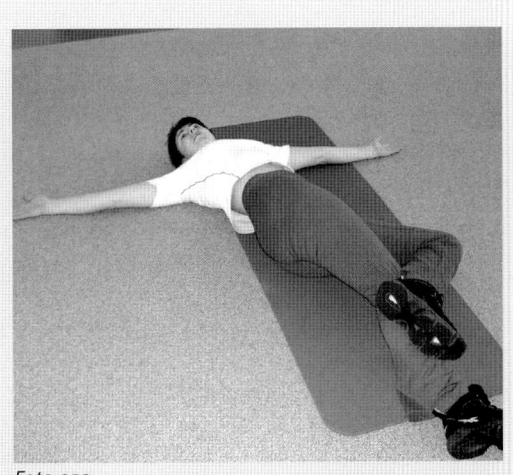

Foto 253

Ausgangsstellung	„Seitenlage", die Beine sind so dicht wie möglich an den Brustkorb angezogen und die unten liegende Hand fixiert beide Knie.
Übungsausführung	Drehen Sie die oben liegende Schulter und den Arm rückwärts, so dass Sie den Arm gestreckt auf Schulterhöhe in der Seitenhalte mit der Handfläche nach oben ablegen. Der Kopf folgt der Bewegung. Foto 254
Hinweis	Die beiden Knie bleiben dicht am Brustkorb.

Ausgangsstellung	„Seitenlage", das untere Bein ist gestreckt, das obere im rechten Winkel angebeugt. Die Arme liegen vor dem Körper.
Übungsausführung	Drehen Sie die oben liegende Schulter und den Arm rückwärts, so dass Sie die Arme in einer gebeugten Position in U-Halte am Boden ablegen. Der Kopf folgt der Bewegung. Foto 255
Hinweis	Das gebeugte Bein bleibt am Boden liegen.
Variation	Die Arme sind gestreckt auf Schulterhöhe in der Seitenhalte und die Handflächen zeigen nach oben. Das gebeugte Kniegelenk wird mit der Gegenhand fest am Boden gehalten. Foto 256

Ausgangsstellung	„Seitenlage", das untere Bein ist gerade ausgestreckt, das obere liegt in einem rechten Winkel zum unteren zur Seite gestreckt. Die Arme liegen vor dem Körper.
Übungsausführung	Drehen Sie die oben liegende Schulter und den Arm rückwärts, so dass Sie die Arme gestreckt auf Schulterhöhe in der Seitenhalte ablegen. Die Handflächen zeigen nach oben. Der Kopf folgt der Bewegung. Foto 257
Hinweis	Das obere Bein bleibt am Boden liegen.
Variation	Die Arme in einer gebeugten Position in U-Halte am Boden ablegen. Foto 258

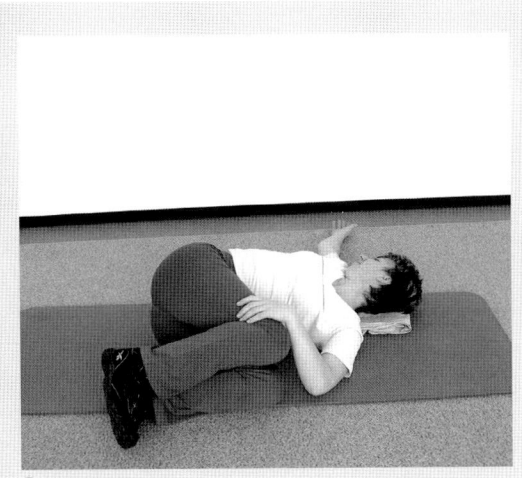

Foto 254

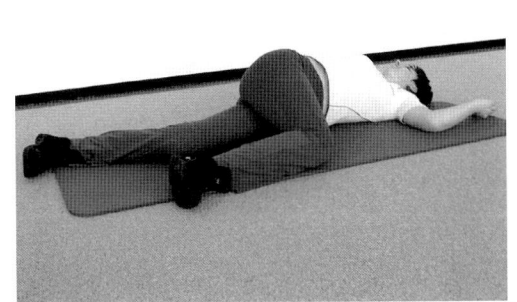

Foto 255

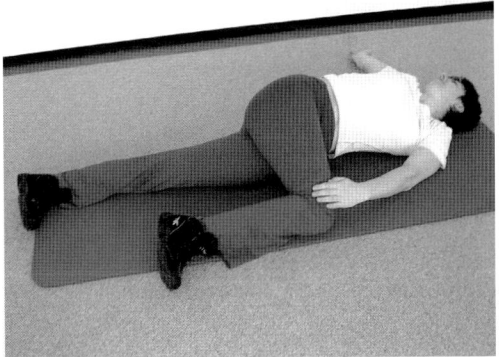

Foto 256

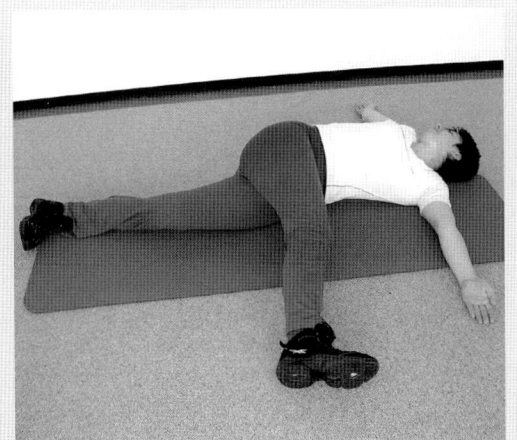

Foto 257

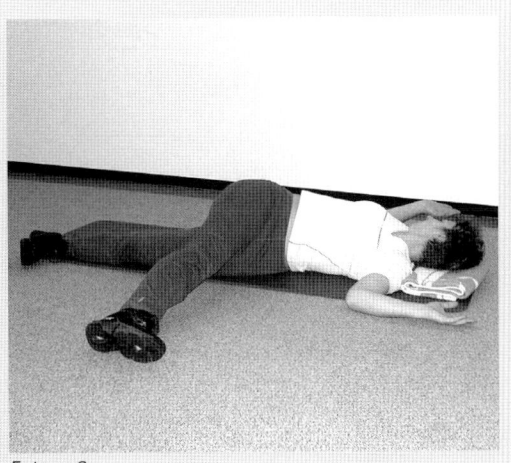

Foto 258

Ausgangsstellung	„Grundhaltung Seitenlage" mit unterem angewinkelten Bein.
Übungsausführung	Drehen Sie die unten liegende Schulter und den Arm rückwärts, so dass Sie die Arme in einer gebeugten Position in U-Halte am Boden ablegen. Drehen Sie den Kopf ebenfalls nach hinten und legen Sie ihn auf dem Boden ab.
Hinweis	Das obere Bein bleibt am Boden liegen.
Variation	Die Arme sind gestreckt auf Schulterhöhe in der Seitenhalte und die Handflächen zeigen nach oben. Foto 259

3.3 Übungen zur Stabilisation der Wirbelsäule

Im folgenden Abschnitt finden Sie kräftigende Ganzkörperspannungsübungen. Unter Körperspannungsübungen werden Übungen verstanden, bei denen nahezu alle großen Muskelgruppen des Körpers aktiviert werden. Die Muskelpartien auf Vorder- und Rückseite des Körpers, besonders des Rumpfes, müssen gleichzeitig arbeiten, um den Körper in den verschiedenen Übungspositionen stabil zu halten. Hierzu gehören vor allem die Brust- und die Bauchmuskulatur sowie die Rücken-, Gesäß- und Beinmuskulatur.

Die komplexen Ganzkörper-Stabilisationsübungen können Sie erst durchführen, wenn Sie ein bestimmtes Rumpfkraftniveau erreicht haben. Rein methodisch sollte beachten werden, dass Sie zunächst die einfachen Halteübungen beherrschen sollten, bevor Sie zu Übungen mit zunehmend größeren Bewegungen übergehen. Werden diese Übungen zu früh ins Training integriert, werden sie oftmals wegen mangelnder Kraft nicht korrekt durchgeführt. Die Folge sind Ausweichbewegungen und Fehlhaltungen, die kontraproduktiv sind.

3.3.1 Zur Ausführung der Ganzkörper-Stabilisationsübungen

* Bei jeder Übung ist auf eine gerade, aufrechte Wirbelsäule zu achten. Der Kopf befindet sich in Verlängerung der Wirbelsäule.
* Fehlstellungen sollen vermieden werden: z. B. das Kippen des Beckens durch mangelnde Bauch- und Gesäßspannung, Rundwerden des Schulterbereichs durch mangelnde Spannung der oberen Rücken- und Brustmuskulatur.
* Korrekte Übungsdurchführungen: Nehmen Sie die Übungsposition langsam ein, die zunächst ca. 6–10 Sekunden gehalten wird (Haltezeit kann bis zu 20 Sek. erweitert werden) und kehren Sie auch langsam wieder zur Ausgangsstellung zurück.
* Verkürzen Sie lieber die Haltezeit, wenn Sie aus Kräftemangel die Übungsposition nicht mehr korrekt einnehmen können.
* Jede Übung sollte bis zu 3 Mal (später bis zu 5 Mal) wiederholt werden.
* Keine Pressatmung. Atmen Sie ruhig und gleichmäßig weiter.
* Beidseitiges Üben (Seitenwechsel von Armen und Beinen).

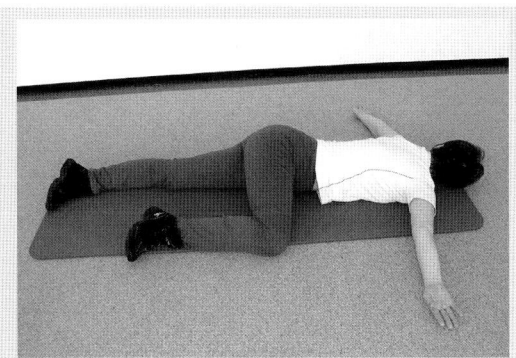
Foto 259

3.3.2 Stabilisation aus dem „Vierfüßlerstand"

Ausgangsstellung	„Grundhaltung Vierfüßlerstand". Foto 260
Übungsausführung	Die Hände in Richtung der Kniegelenke und diese in Richtung der Hände ziehen. Der Rücken wird leicht gerundet. Foto 261
Hinweis	Blick zum Boden, die Halswirbelsäule ist gestreckt. Kaum eine Bewegung wird erkennbar.
Variationen	Diagonal ziehen, d. h. die linke Hand zum rechten Knie ziehen. Seitenwechsel. Stützposition auf den Fäusten. Stützposition auf den Unterarmen. Foto 262

Ausgangsstellung	„Grundhaltung Vierfüßlerstand".
Übungsausführung	Bei stabilem Rücken werden beide Knie leicht vom Boden abgehoben. Foto 263
Hinweise	Der Rücken wird gerade gehalten. Blick zum Boden, die Halswirbelsäule ist gestreckt.
Variationen	Auf der Stelle gehen. Stützposition auf den Fäusten. Stützposition auf den Unterarmen.

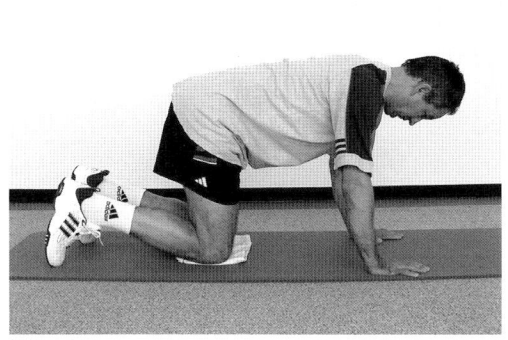
Foto 260

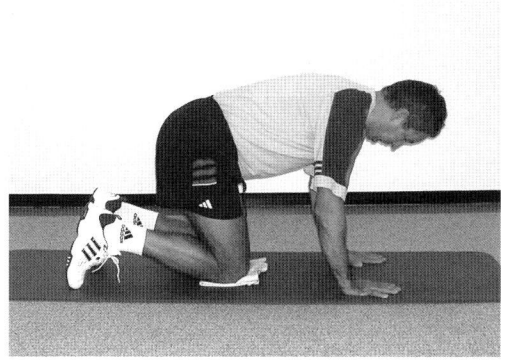
Foto 261

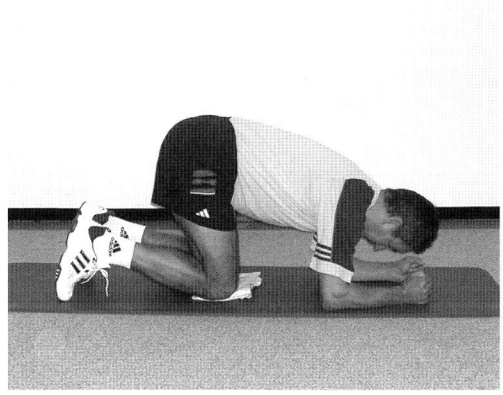
Foto 262

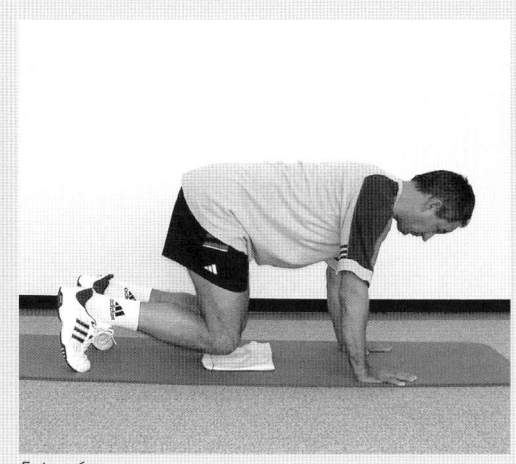
Foto 263

Ausgangsstellung	„Grundhaltung Vierfüßlerstand".
Übungsausführung	Bei stabilem Rücken werden beide Knie leicht vom Boden abgehoben. Die Hände in Richtung der Kniegelenke und diese in Richtung der Hände ziehen. Der Rücken wird leicht gerundet. Foto 264
Hinweis	Blick zum Boden, die Halswirbelsäule ist gestreckt. Kaum eine Bewegung wird erkennbar.
Variationen	Diagonal ziehen, d. h. die linke Hand zum rechten Knie ziehen. Seitenwechsel. Stützposition auf den Fäusten. Foto 265 Stützposition auf den Unterarmen.

Ausgangsstellung	„Grundhaltung Vierfüßlerstand".
Übungsausführung	Bei stabilem Rücken werden beide Knie leicht vom Boden abgehoben. In der Endposition wird ein Fuß vom Boden abgehoben. Foto 266
Hinweise	Der Rücken wird gerade gehalten. Blick zum Boden, die Halswirbelsäule ist gestreckt.
Variation	Stützposition auf den Fäusten.

Ausgangsstellung	„Grundhaltung Vierfüßlerstand".
Übungsausführung	Bei stabilem Rücken werden beide Knie leicht vom Boden abgehoben. In der Endposition der letzten Übung werden ein Fuß und der Arm der Gegenseite vom Boden abgehoben. Foto 267
Hinweise	Der Rücken wird gerade gehalten. Blick zum Boden, die Halswirbelsäule ist gestreckt.
Variation	Stützposition auf den Fäusten.

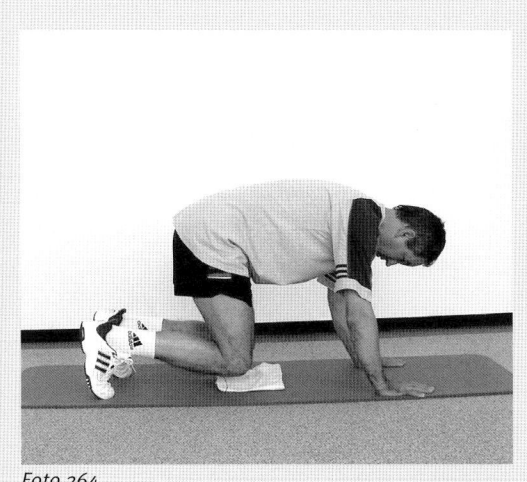
Foto 264

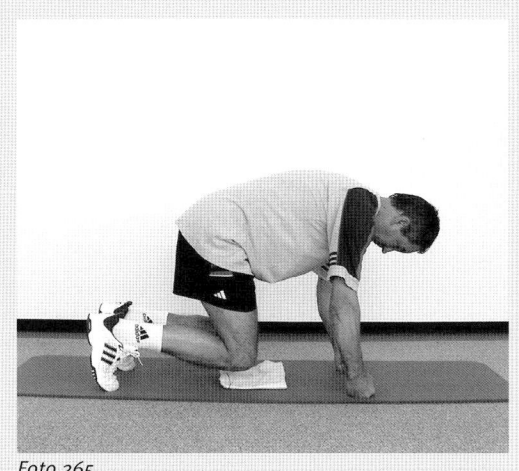
Foto 265

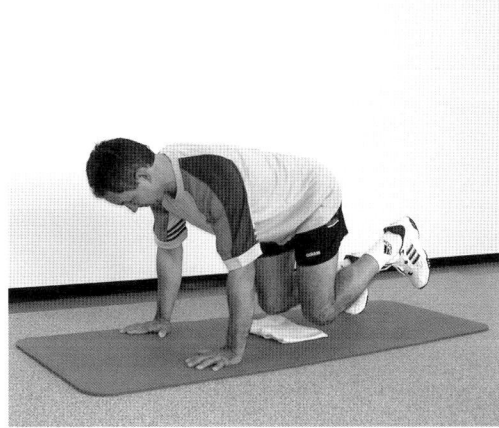
Foto 266

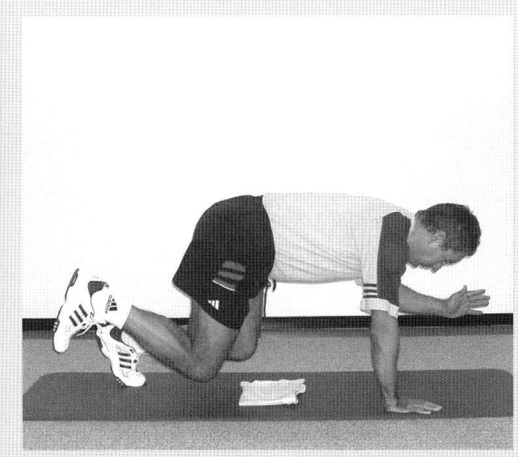
Foto 267

3.3.3 Stabilisation aus der Rückenlage

Stütz rücklings auf Schultern und Füßen

Ausgangsstellung	„Grundhaltung Rückenlage". Foto 268
Übungsausführung	Zunächst das Gesäß anheben, dann die Wirbelsäule, vom Gesäß beginnend, vom Boden aufrollen. Die Abrollbewegung erfolgt in umgekehrter Reihenfolge, d. h. erst die Brustwirbelsäule, dann die Lendenwirbelsäule, zum Schluss das Gesäß ablegen. Foto 269
Hinweise	Die Oberschenkel bilden mit dem Oberkörper eine Linie. Das Abkippen einer Beckenseite bei abgehobenen Beinen sollte vermieden werden.
Variationen	Die Arme langsam auf- und abwärts bewegen (einzeln, gegengleich, gemeinsam). Foto 270
	Die seitwärts angehobenen Arme langsam auf- und abwärts bewegen.
	Die in der Seitenlage angehobenen Arme langsam kreisen lassen.
	Die Beine gehen Schritt für Schritt zum Becken spazieren und zurück.

Erschwerte Ausführung

Ausgangsstellung	„Grundhaltung Rückenlage".
Übungsausführung	In der Endposition der letzten Übung wird zusätzlich noch ein Bein vom Boden gelöst und in Verlängerung des Rumpfes ausgestreckt, Fersenschub aufbauen. Foto 271
Hinweise	Der Körper bildet von den Schultern bis zum angehobenen Bein eine Linie. Das Absinken der Hüfte des gestreckten Beines ist zu vermeiden. Mit angehobenem Bein langsame und kleine Bewegungsausführung.
Variationen	Das angehobene Bein langsam auf- und abwärts bewegen.
	Das angehobene Bein langsam kreisen lassen, ein- und auswärts.
	Das angehobene Bein langsam nach außen und wieder zurückführen. Foto 272

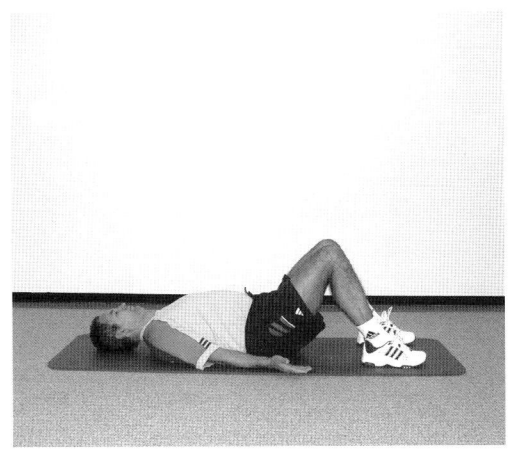
Foto 268

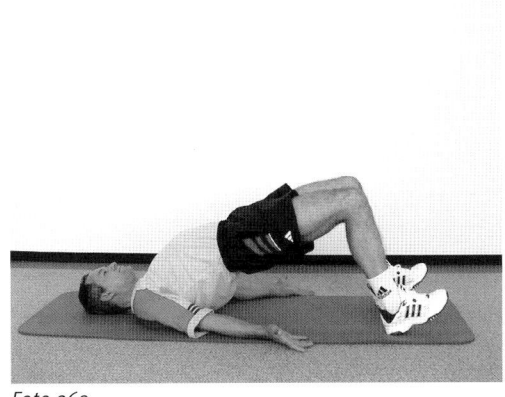
Foto 269

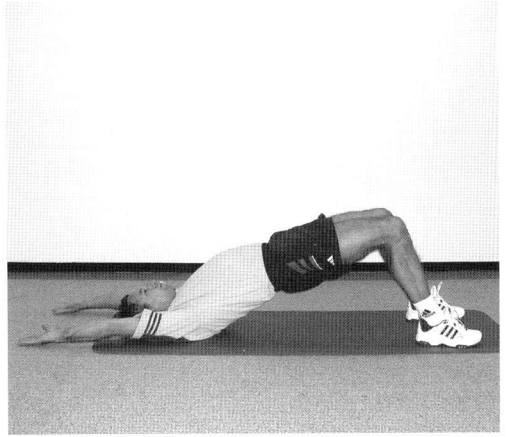
Foto 270

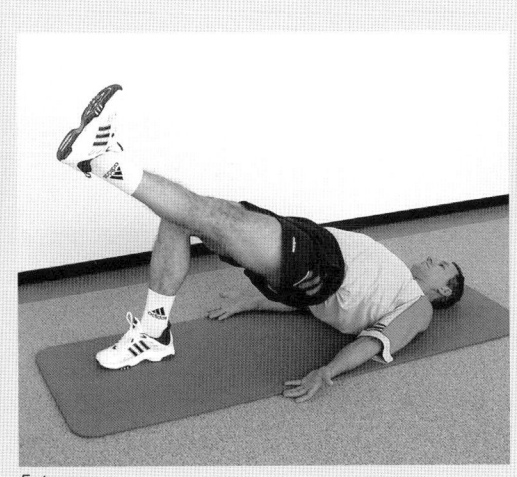
Foto 271

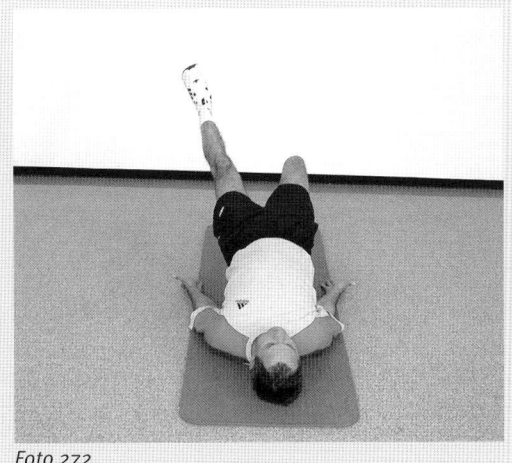
Foto 272

Stütz rücklings auf den Unterarmen und Füßen

Ausgangsstellung	„Grundhaltung Rückenlage", die Unterarme liegen auf dem Boden und stützen den Oberkörper.
Übungsausführung	Im Stütz rücklings wird das Becken angehoben. Foto 273
Hinweise	Der Körper bildet von den Schultern bis zu den Knien eine Linie. Schultern und Becken stabil halten, d. h. nicht absinken lassen.

Erschwerte Ausführung

Ausgangsstellung	Wie bei der vorhergehenden Übung.
Übungsausführung	In der Endposition der letzten Übung wird ein Bein vom Boden gelöst und parallel zum anderen Oberschenkel angehoben, ohne dass die gleichseitige Hüfte absinkt. Fersenschub aufbauen . Foto 274
Hinweise	Der Körper bildet von der Schulter bis zum ausgestreckten Fuß eine Linie. Schultern und Becken stabil halten, d. h. nicht absinken lassen.
Variationen	Das angehobene, ausgestreckte Bein langsam beugen und strecken.
	Das angehobene, ausgestreckte Bein langsam leicht auf- und abwärts bewegen.

Stütz rücklings auf den Händen und Füßen

Ausgangsstellung	Im aufrechten Sitz sind die Hände neben dem Gesäß auf dem Boden aufgestützt. Die Beine sind aufgestellt und hüftbreit geöffnet.
Übungsausführung	Das Gesäß wird vom Boden bis zur Waagerechten angehoben. Foto 275
Hinweise	Der Körper bildet von den Schultern bis zu den Knien eine Linie. Schultergürtel und Becken nicht absinken lassen. Arme und Unterschenkel stehen senkrecht.
Variation	Stützposition auf den Fäusten.

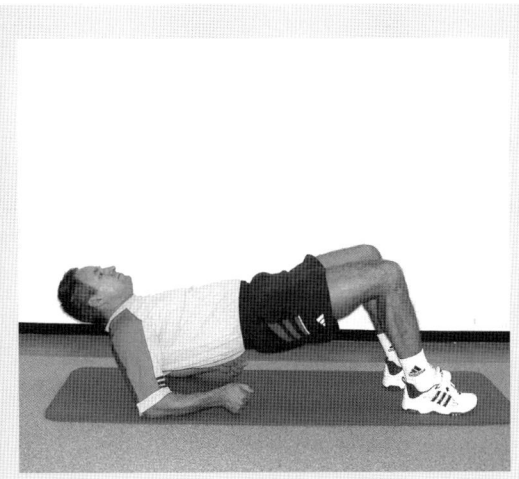
Foto 273

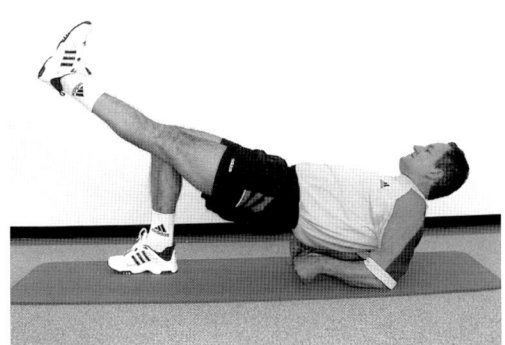
Foto 274

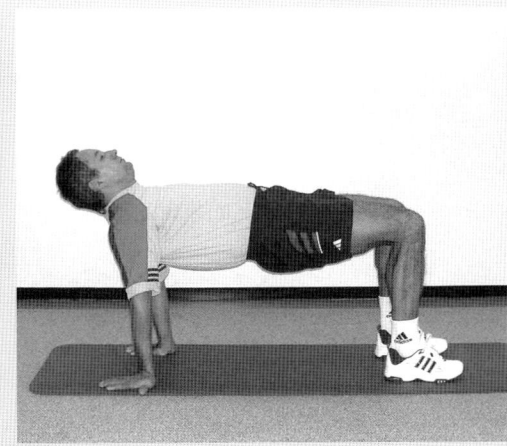
Foto 275

Erschwerte Ausführung

Ausgangsstellung	Wie bei der vorhergehenden Übung.
Übungsausführung	In der Endposition der letzten Übung wird ein Bein vom Boden gelöst und parallel zum anderen Oberschenkel angehoben, ohne dass die gleichseitige Hüfte absinkt. Fersenschub aufbauen. Foto 276
Hinweise	Schultergürtel und Becken nicht absinken lassen. Arme und Unterschenkel stehen senkrecht. Das Becken maximal zur Waagerechten heben.
Variationen	Die Stützposition auf den Fäusten. Das angehobene, ausgestreckte Bein wird langsam gebeugt und gestreckt. Foto 277
	Das angehobene, ausgestreckte Bein wird langsam etwas auf- und abwärts bewegt. Das Becken dabei nicht nach unten kippen.

Stütz rücklings auf Schultern und Fersen

Ausgangsstellung	„Grundhaltung Rückenlage", die Beine sind ausgestreckt.
Übungsausführung	Das Gesäß leicht vom Boden lösen. Den ganzen Körper in Spannung bringen. Foto 278
Hinweis	Der Körper sieht wie eine Brücke aus.
Variationen	Arme langsam auf- und abwärts bewegen (einzeln, gegengleich, gemeinsam).
	Arme liegen in der Seitenhalte. Arme seitwärts anheben und langsam auf- und abwärts bewegen. Foto 279
	Arme leicht anheben, in der Seitenlage oder neben dem Körper und langsam kreisen lassen, ein- und auswärts.

Erschwerte Ausführung

Ausgangsstellung	Wie bei der vorhergehenden Übung.
Übungsausführung	In der Endposition der letzten Übung wird ein Bein leicht vom Boden angehoben. Foto 280
Hinweis	Den ganzen Körper in Spannung halten.
Variationen	Das angehobene Bein langsam auf- und abwärts bewegen.
	Das angehobene Bein langsam kreisen lassen, ein- und auswärts.
	Das angehobene Bein langsam nach außen und wieder zurückführen.

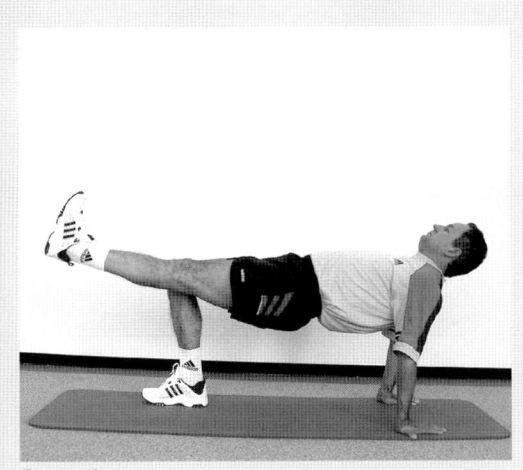
Foto 276

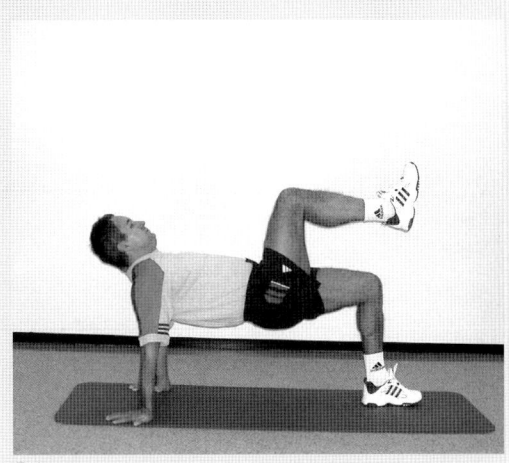
Foto 277

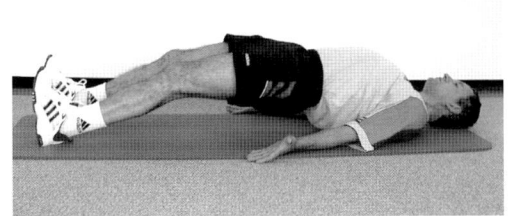
Foto 278

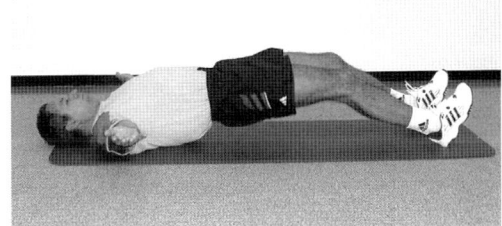
Foto 279

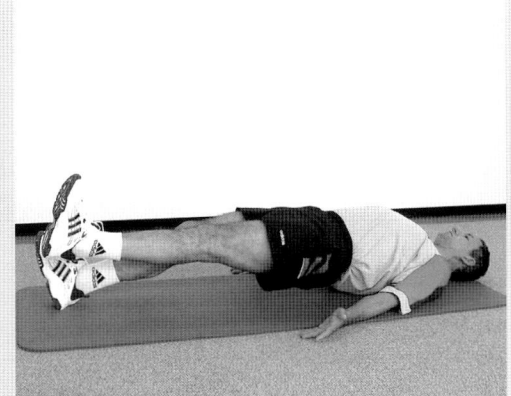
Foto 280

Liegestütz rücklings auf den Unterarmen und Fersen

Ausgangsstellung	„Grundhaltung Rückenlage", die Beine sind ausgestreckt. Die Unterarme liegen auf dem Boden und stützen den Oberkörper. Das Gewicht ist auf den Fersen und den Unterarmen verteilt.
Übungsausführung	Bauch- und Gesäßmuskulatur anspannen und das Becken vom Boden abheben. Foto 281
Hinweise	Den ganzen Körper in Spannung halten. Der Körper bildet von den Fersen bis zum Kopf eine Linie. Schultergürtel und Becken nicht absinken lassen.

Erschwerte Ausführung

Ausgangsstellung	Wie bei der vorhergehenden Übung.
Übungsausführung	In der Endposition der letzten Übung wird ein Bein leicht vom Boden angehoben. Foto 282
Hinweise	Den ganzen Körper in Spannung halten. Der Körper bildet von den Fersen bis zum Kopf eine Linie. Die gleichseitige Hüfte nicht absinken lassen.
Variationen	Das angehobene Bein langsam auf- und abwärts bewegen.
	Das angehobene Bein langsam kreisen lassen, ein- und auswärts.
	Das angehobene Bein langsam nach außen und wieder zurückführen.
	Das angehobene Bein wird langsam gebeugt (bis zum 90-Grad-Winkel im Hüftgelenk) und wieder gestreckt. Foto 283
Hinweis	Kleine, langsame und kontrollierte Bewegungsausführung.

Liegestütz rücklings

Ausgangsstellung	Aufrechter Sitz, die Beine sind gestreckt und in Hüftbreite geöffnet. Die beiden Hände werden neben dem Gesäß auf den Boden aufgestützt.
Übungsausführung	Bauch-, Gesäß- und Schultermuskulatur anspannen, das Becken vom Boden lösen. Foto 284
Hinweise	Der Körper bildet von den Fersen bis zum Kopf eine Linie. Schultergürtel und Becken nicht absinken lassen. Die Ellenbogen sollten nicht durchgestreckt sein.

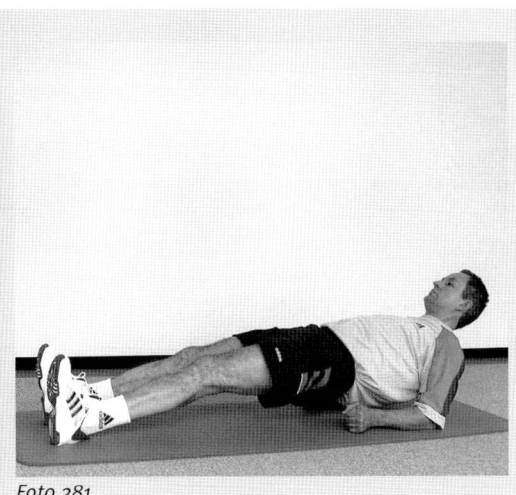
Foto 281

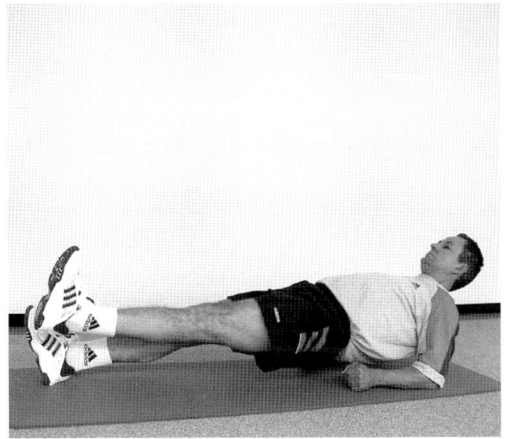
Foto 282

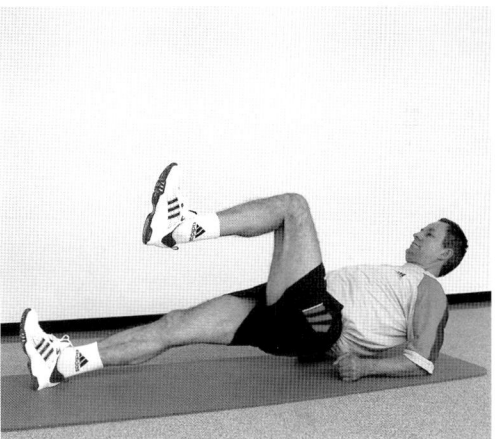
Foto 283

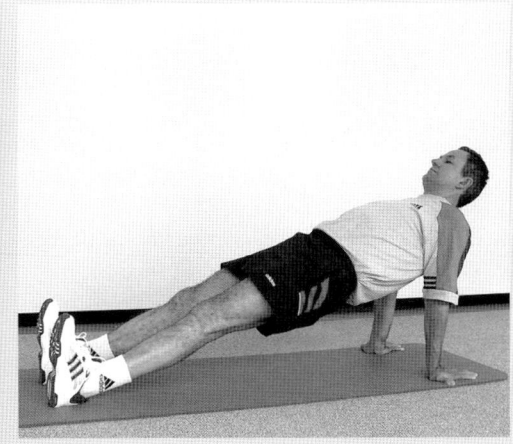
Foto 284

Erschwerte Ausführung

Ausgangsstellung	Wie bei der vorhergehenden Übung.
Übungsausführung	In der Endposition der letzten Übung wird ein Bein leicht vom Boden angehoben und gehalten. Foto 285
Hinweise	Der Körper bildet von den Fersen bis zum Kopf eine Linie. Schultergürtel und Becken nicht absinken lassen. Die Ellenbogen sollten nicht durchgestreckt sein.
Variationen	Das angehobene Bein langsam auf- und abwärts bewegen. Foto 286
	Das angehobene Bein langsam kreisen lassen, ein- und auswärts.
	Das angehobene Bein langsam nach außen und wieder zurückführen.
	Das angehobene Bein wird langsam gebeugt (bis zum 90-Grad-Winkel im Hüftgelenk) und wieder gestreckt.

3.3.4 Stabilisation aus der Bauchlage

Unterarmliegestütz vorlings

Ausgangsstellung	„Grundhaltung Bauchlage", die Unterarme liegen auf dem Boden und stützen den Oberkörper. Die Ellenbogen befinden sich unter den Schultergelenken.
Übungsausführung	Bauch-, Gesäß- und Schultermuskulatur anspannen und den Rumpf vom Boden anheben. Foto 287
Hinweise	Das Gewicht ist auf den Zehen und den Unterarmen verteilt. Der Körper bildet von den Fersen bis zum Kopf eine Linie. Schultergürtel und Becken nicht absinken (nicht „durchhängen") lassen.
Variation	Rotation des gesamten Körpers nach links und rechts.

Erleichterte Ausführung

Ausgangsstellung	Wie bei der vorhergehenden Übung.
Übungsausführung	Bauch-, Gesäß- und Schultermuskulatur anspannen und die Rumpfvorderseite wird vom Boden angehoben, so dass die Knie noch Kontakt mit dem Boden haben. Foto 288
Hinweise	Das Gewicht ist auf den Knien und den Unterarmen verteilt. Beide Kniegelenke sind gebeugt. Schultergürtel und Becken nicht absinken (nicht „durchhängen") lassen.

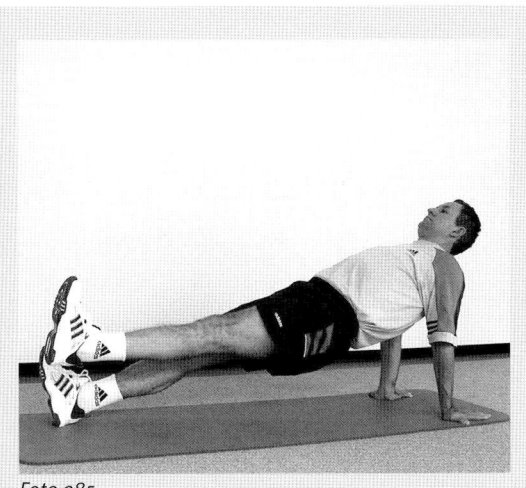

Foto 285

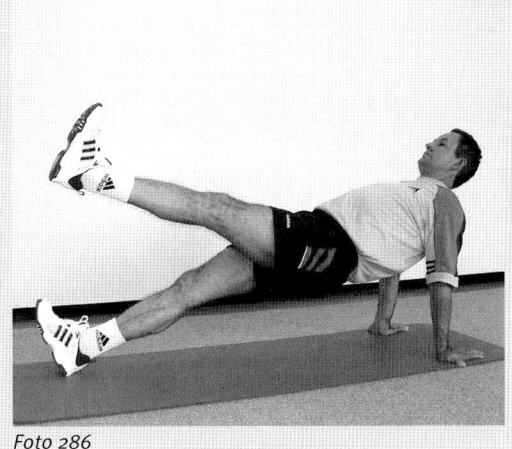

Foto 286

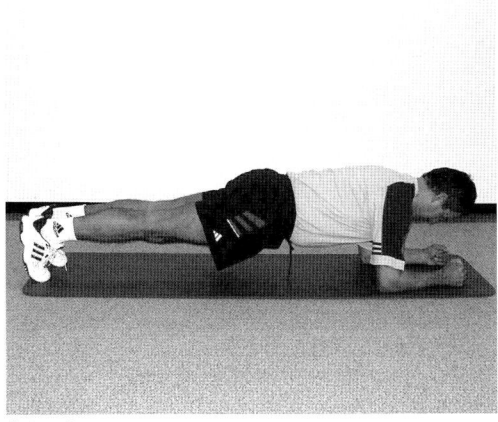

Foto 287

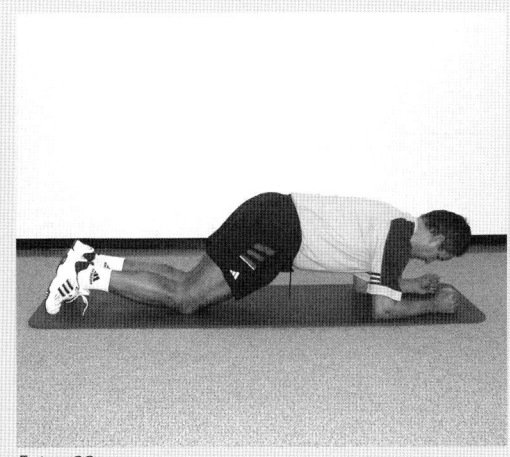

Foto 288

Erschwerte Ausführung

Ausgangsstellung	Wie bei der vorhergehenden Übung.
Übungsausführung	In der Endposition der vorletzten Übung wird ein Bein leicht vom Boden angehoben und gehalten. Foto 289
Hinweise	Das Gewicht ist auf den Zehen und den Unterarmen verteilt. Der Körper bildet von den Fersen bis zum Kopf eine Linie. Schultergürtel und Becken nicht absinken (nicht „durchhängen") lassen.
Variationen	Das angehobene Bein langsam auf- und abwärts bewegen.
	Das angehobene Bein langsam kreisen lassen, ein- und auswärts.
	Das angehobene Bein langsam nach außen und wieder zurückführen.
	Das angehobene Bein wird langsam gebeugt (bis zum 90-Grad-Winkel im Kniegelenk) und wieder gestreckt. Foto 290
	Das angehobene Bein seitlich abwinkeln und dicht über den Boden bis zum rechten Winkel in der Hüfte anziehen und wieder zurückführen (nicht auf den Boden ablegen).
Hinweise	Schultergürtel und Becken nicht absinken lassen. Den gesamten Körper in Spannung halten. Kleine, langsame und kontrollierte Bewegungsausführung.

Erschwerte Ausführung

Ausgangsstellung	Wie bei der vorhergehenden Übung.
Übungsausführung	In der Endposition der letzten Übung wird ein Arm angehoben und gestreckt gehalten. Foto 291
Hinweise	Das Gewicht ist auf den Zehen und den Unterarmen verteilt. Der Körper bildet von den Fersen bis zum Kopf eine Linie. Schultergürtel und Becken nicht absinken (nicht „durchhängen") lassen.
Variationen	Den angehobenen Arm langsam auf- und abwärts bewegen.
	Den angehobenen Arm langsam kreisen lassen, ein- und auswärts.
	Den angehobenen Arm langsam nach außen und wieder zurückführen.

Erschwerte Ausführung

Ausgangsstellung	Wie bei der vorhergehenden Übung.
Übungsausführung	In der Endposition der letzten Übung werden ein Bein und der Gegenarm leicht vom Boden angehoben und gehalten. Foto 292
Hinweise	Das Gewicht ist auf den Zehen und den Unterarmen verteilt. Der Körper bildet von den Fersen bis zum Kopf eine Linie. Schultergürtel und Becken nicht absinken (nicht „durchhängen") lassen.
Variationen	Bein und Gegenarm gleichzeitig anheben.
	Bein und Gegenarm wechselseitig anheben.

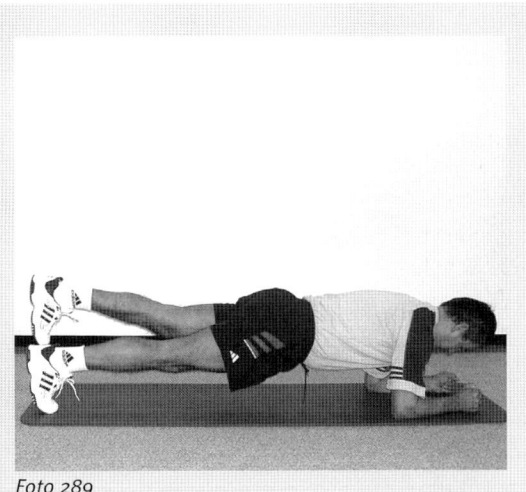

Foto 289

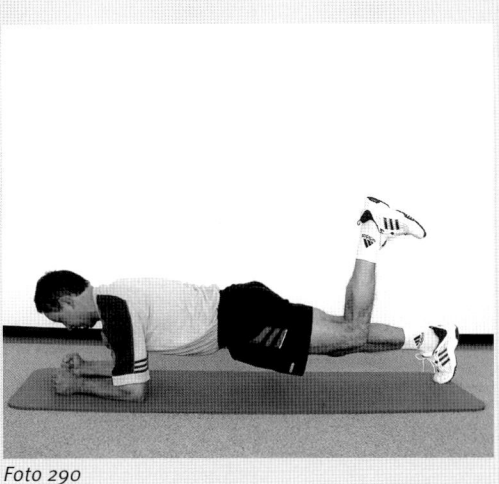

Foto 290

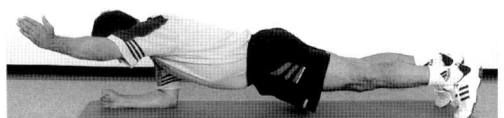

Foto 291

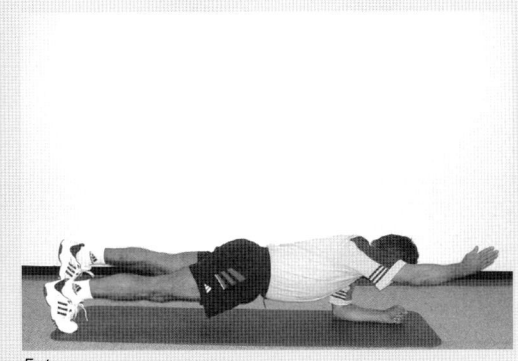

Foto 292

Liegestütz vorlings

Ausgangsstellung	„Grundhaltung Bauchlage", die Hände befinden sich unter den Schultergelenken und stützen sich am Boden auf.
Übungsausführung	Bauch-, Gesäß- und Schultermuskulatur anspannen, langsam den Körper vom Boden anheben und in eine Liegestützposition kommen. Foto 293
Hinweise	Das Gewicht ist auf den Zehen und den Händen verteilt. Der Körper bildet von den Fersen bis zum Kopf eine Linie. Die Lendenwirbelsäule nicht absinken lassen.
Variationen	Die Stützposition auf den Fäusten.
	Rotation des gesamten Körpers nach links und rechts. Endposition Liegestütz seitlich.
	Rotation des gesamten Körpers nach links und rechts. Endposition Liegestütz rücklings.

Erleichterte Ausführung

Ausgangsstellung	Wie bei der vorhergehenden Übung.
Übungsausführung	Bauch-, Gesäß- und Schultermuskulatur anspannen, langsam den Körper vom Boden anheben und in eine Liegestützposition auf Händen und Knien kommen. Foto 294
Hinweise	Das Gewicht ist auf den Knien und den Händen verteilt. Die Lendenwirbelsäule nicht absinken lassen.

Erschwerte Ausführung

Ausgangsstellung	Wie bei der vorhergehenden Übung.
Übungsausführung	In der Endposition der vorletzten Übung wird ein Bein leicht vom Boden angehoben und gehalten, Fersenschub aufbauen. Foto 295
Hinweise	Schultergürtel und Becken nicht absinken lassen. Der Körper bildet von den Fersen bis zum Kopf eine Linie.
Variationen	Das angehobene Bein langsam auf- und abwärts bewegen.
	Das angehobene Bein langsam kreisen lassen, ein- und auswärts.
	Das angehobene Bein langsam nach außen und wieder zurückführen.
	Das angehobene Bein wird langsam gebeugt (bis zum 90-Grad-Winkel im Kniegelenk) und wieder gestreckt.
	Das angehobene Bein wird unter dem Körper gebeugt und wieder gestreckt. Foto 296
	Eine Hand wird leicht vom Boden abgehoben.

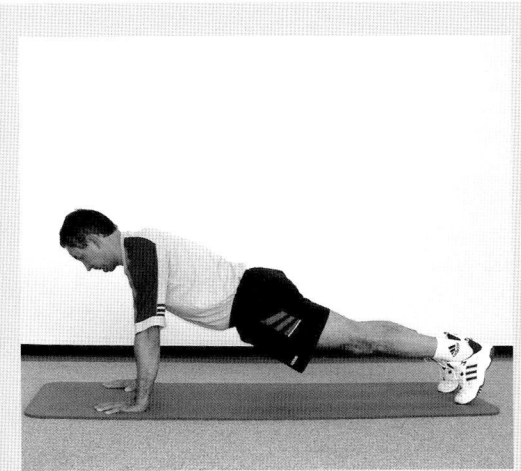
Foto 293

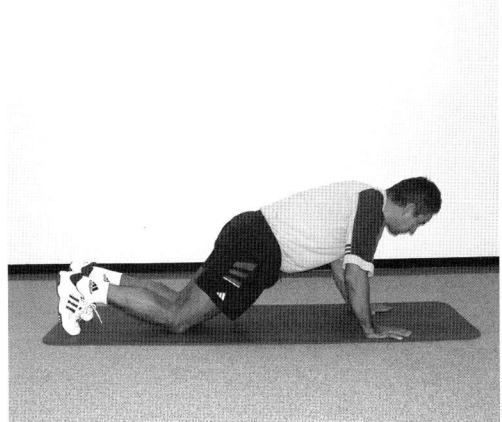
Foto 294

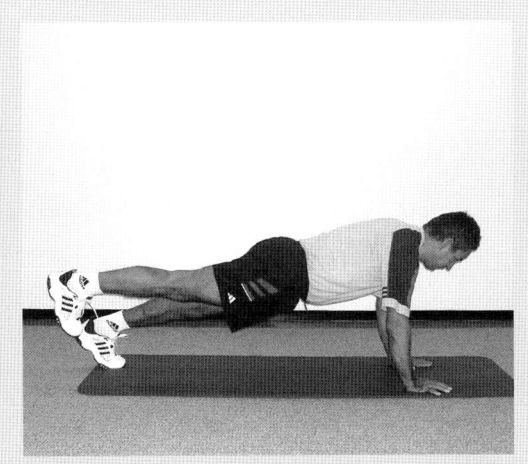
Foto 295

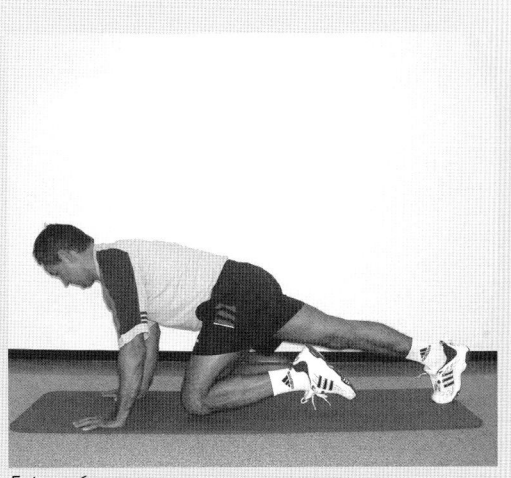
Foto 296

Erschwerte Ausführung

Ausgangsstellung	Wie bei der vorhergehenden Übung.
Übungsausführung	In der Endposition der letzten Übung wird ein Arm in Verlängerung des Körpers lang ausgestreckt. Foto 297
Hinweise	Schultergürtel und Becken nicht absinken lassen. Der Körper bildet von den Fersen bis zum Kopf eine Linie.

Erschwerte Ausführung

Ausgangsstellung	Wie bei der vorhergehenden Übung.
Übungsausführung	In der Endposition der letzten Übung werden ein Bein und der Gegenarm in Verlängerung des Körpers lang ausgestreckt. Foto 298
Hinweise	Schultergürtel und Becken nicht absinken lassen. Der Körper bildet von den Fersen bis zum Kopf eine Linie.
Variationen	Bein und Gegenarm gleichzeitig anheben. Bein und Gegenarm wechselseitig anheben.

3.3.5 Stabilisation aus der Seitenlage

Unterarmstütz seitlich

Ausgangsstellung	„Grundhaltung Seitenlage", der Oberkörper ist auf den Unterarm aufgestützt. Der Ellenbogen befindet sich unter dem Schultergelenk.
Übungsausführung	Das Becken wird langsam angehoben. Foto 299
Hinweise	Schultergürtel und Becken nicht absinken lassen. Der Körper bildet von den Fersen bis zum Kopf eine Linie.

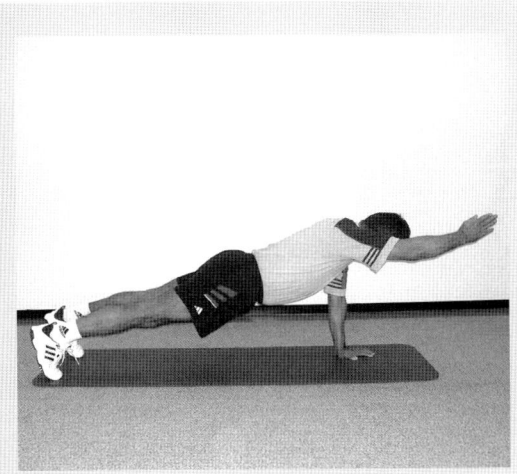

Foto 297

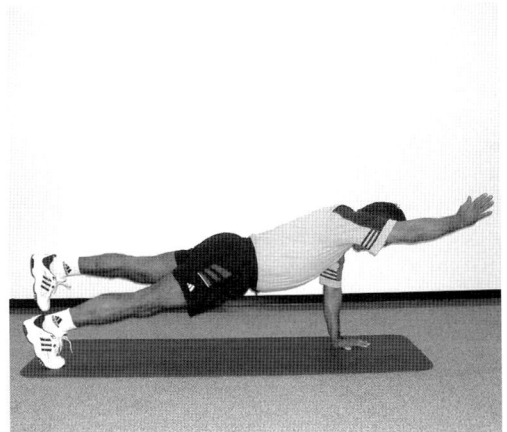

Foto 298

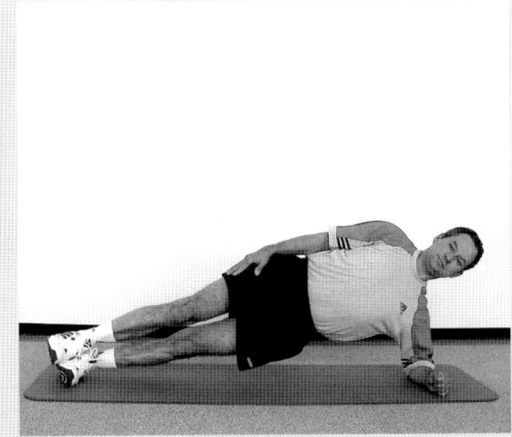

Foto 299

Erleichterte Ausführung

Ausgangsstellung	„Grundhaltung Seitenlage", der Oberkörper ist auf den Unterarm aufgestützt. Beide Kniegelenke sind gebeugt.
Übungsausführung	Das Becken wird langsam angehoben. Foto 300
Hinweise	Schultergürtel und Becken nicht absinken lassen. Der Körper sollte sich auf einer Linie befinden.

Erschwerte Ausführung

Ausgangsstellung	Wie bei der vorletzten Übung.
Übungsausführung	In der Endposition der vorletzten Übung wird das obere Bein angehoben. Foto 301
Hinweise	Schultergürtel und Becken nicht absinken lassen. Der Körper bildet von den Fersen bis zum Kopf eine Linie.
Variationen	Das obere Bein wird langsam auf- und abwärts bewegt.
	Das obere Bein beschreibt langsam kleine Kreise, vor- und rückwärts.
	Das obere Bein wird langsam gebeugt und wieder gestreckt. Foto 302

Erschwerte Ausführung

Ausgangsstellung	Wie bei der vorhergehenden Übung.
Übungsausführung	In der Endposition der letzten Übung wird das obere Bein angehoben und der obere Arm in Verlängerung des Körpers ausgestreckt. Foto 303
Hinweise	Schultergürtel und Becken nicht absinken lassen. Der Körper bildet von den Fersen bis zum Kopf eine Linie.
Variationen	Das obere Bein wird langsam auf- und abwärts bewegt.
	Das obere Bein beschreibt langsam kleine Kreise, vor- und rückwärts.
	Das obere Bein wird langsam gebeugt und wieder gestreckt.

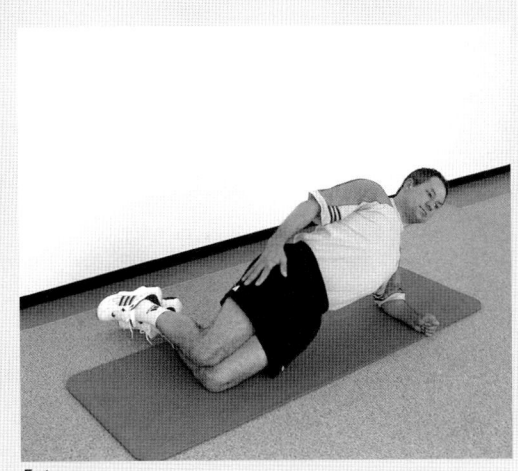
Foto 300

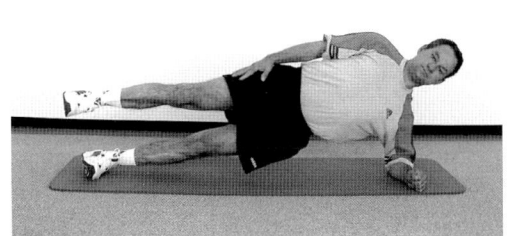
Foto 301

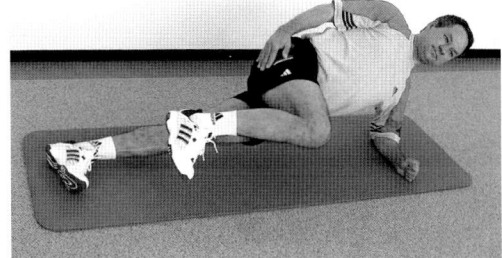
Foto 302

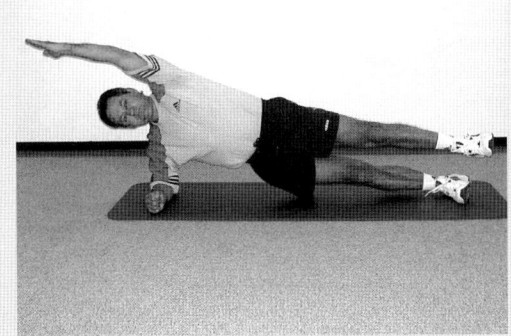
Foto 303

Ausgangsstellung	„Grundhaltung Seitenlage", der Oberkörper ist auf den Unterarm aufgestützt. Der Ellenbogen befindet sich unter dem Schultergelenk. Das obere Bein liegt dicht vor dem unteren.
Übungsausführung	Das Becken wird langsam angehoben. Foto 304
Hinweise	Schultergürtel und Becken nicht absinken lassen. Der Körper bildet von den Fersen bis zum Kopf eine Linie.

Erschwerte Ausführung

Ausgangsstellung	Wie bei der vorhergehenden Übung.
Übungsausführung	In der Endposition der letzten Übung wird das untere Bein leicht vom Boden gelöst. Foto 305
Hinweise	Schultergürtel und Becken nicht absinken lassen. Der Körper bildet von den Fersen bis zum Kopf eine Linie.
Variationen	Das untere Bein wird bei der Bewegung nach vorn im 90-Grad-Winkel gebeugt und wieder gestreckt. Foto 306
Das untere Bein wird langsam auf- und abwärts bewegt.

Erschwerte Ausführung

Ausgangsstellung	Wie bei der vorhergehenden Übung.
Übungsausführung	In der Endposition der letzten Übung wird das untere Bein angehoben und der obere Arm in Verlängerung des Körpers ausgestreckt. Foto 307
Hinweise	Schultergürtel und Becken nicht absinken lassen. Der Körper bildet von den Fersen bis zum Kopf eine Linie.
Variationen	Das untere Bein wird bei der Bewegung nach vorn im 90-Grad-Winkel gebeugt und wieder gestreckt.
Das untere Bein wird langsam auf- und abwärts bewegt.

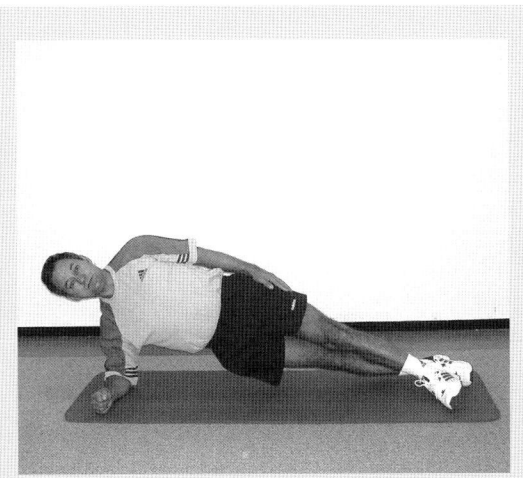

Foto 304

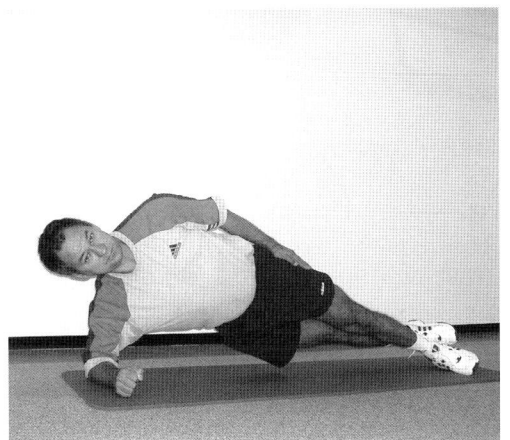

Foto 305

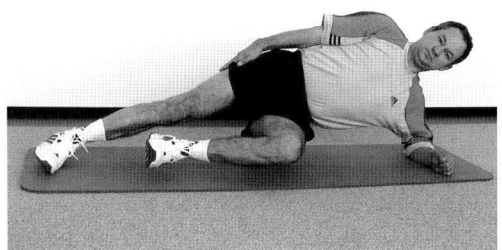

Foto 306

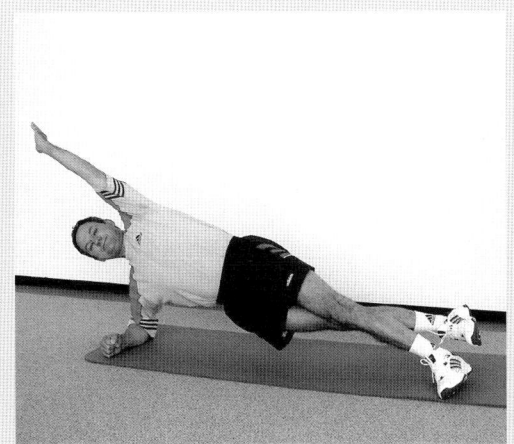

Foto 307

Armstütz seitlich

Ausgangsstellung	„Grundhaltung Seitenlage", die untere Hand stützt sich unter dem Schultergelenk auf dem Boden auf.
Übungsausführung	Das Becken wird langsam angehoben. Foto 308
Hinweise	Schultergürtel und Becken nicht absinken lassen. Der Körper bildet von den Fersen bis zum Kopf eine Linie.
Variation	Stützposition auf der Faust.

Erschwerte Ausführung

Ausgangsstellung	Wie bei der vorhergehenden Übung.
Übungsausführung	In der Endposition der letzten Übung wird das obere Bein angehoben. Foto 309
Hinweise	Schultergürtel und Becken nicht absinken lassen. Der Körper bildet von den Fersen bis zum Kopf eine Linie.
Variationen	Das obere Bein wird langsam auf- und abwärts bewegt.
	Das obere Bein beschreibt langsam kleine Kreise, vor- und rückwärts.
	Das obere Bein wird langsam gebeugt und wieder gestreckt.
	Stützposition auf der Faust.

Erschwerte Ausführung

Ausgangsstellung	Wie bei der vorhergehenden Übung.
Übungsausführung	In der Endposition der letzten Übung wird das obere Bein angehoben und der obere Arm in Verlängerung des Körpers ausgestreckt. Foto 310
Hinweise	Das Becken nicht absenken und nicht drehen. Der obere Arm bleibt während der Ausführung in Verlängerung des Körpers ausgestreckt. Der Körper bildet von den Fersen bis zum Kopf eine Linie. Körperspannung halten.
Variationen	Das obere Bein wird langsam auf- und abwärts bewegt.
	Das obere Bein beschreibt langsam kleine Kreise, vor- und rückwärts.
	Das obere Bein wird langsam gebeugt und wieder gestreckt.
	Stützposition auf der Faust.

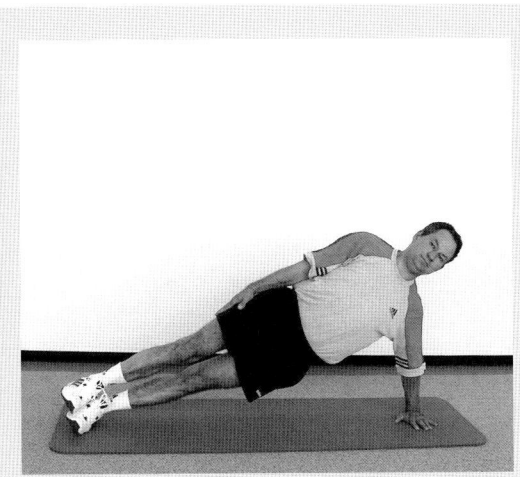
Foto 308

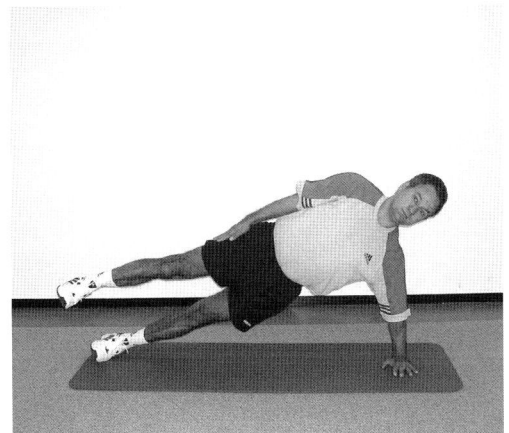
Foto 309

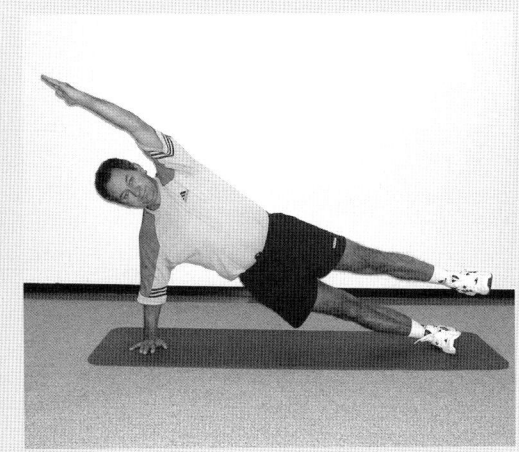
Foto 310

Ausgangsstellung	„Grundhaltung Seitenlage", die untere Hand stützt sich unter dem Schultergelenk am Boden auf. Das obere Bein liegt dicht vor dem unteren.
Übungsausführung	Das Becken wird langsam angehoben.
Hinweise	Schultergürtel und Becken nicht absinken lassen. Der Körper bildet von den Fersen bis zum Kopf eine Linie.
Variation	Stützposition auf der Faust. Foto 311

Erschwerte Ausführung

Ausgangsstellung	Wie bei der vorhergehenden Übung.
Übungsausführung	In der Endposition der letzten Übung wird das untere Bein angehoben. Foto 312
Hinweise	Schultergürtel und Becken nicht absinken lassen. Der Körper bildet von den Fersen bis zum Kopf eine Linie.
Variationen	Das untere Bein wird bei der Bewegung nach vorn im 90-Grad-Winkel gebeugt und wieder gestreckt. Das untere Bein wird langsam auf- und abwärts bewegt. Stützposition auf der Faust.

Erschwerte Ausführung

Ausgangsstellung	Wie bei der vorhergehenden Übung.
Übungsausführung	In der Endposition der letzten Übung wird das untere Bein angehoben und der obere Arm in Verlängerung des Körpers ausgestreckt. Foto 313
Hinweise	Das Becken nicht absenken und nicht drehen. Der obere Arm bleibt während der Ausführung in Verlängerung des Körpers ausgestreckt. Der Körper bildet von den Fersen bis zum Kopf eine Linie. Körperspannung halten.
Variationen	Das untere Bein wird bei der Bewegung nach vorn im 90-Grad-Winkel gebeugt und wieder gestreckt. Das untere Bein wird langsam auf- und abwärts bewegt. Stützposition auf der Faust.

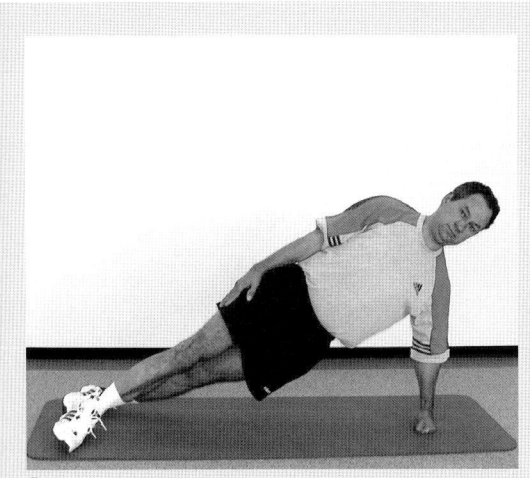

Foto 311

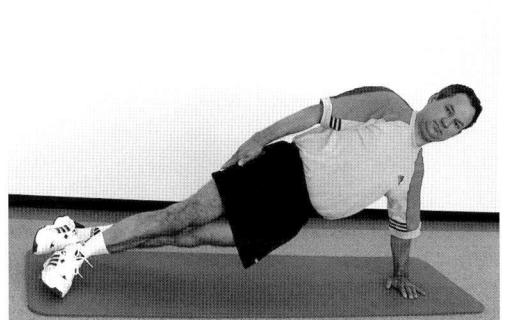

Foto 312

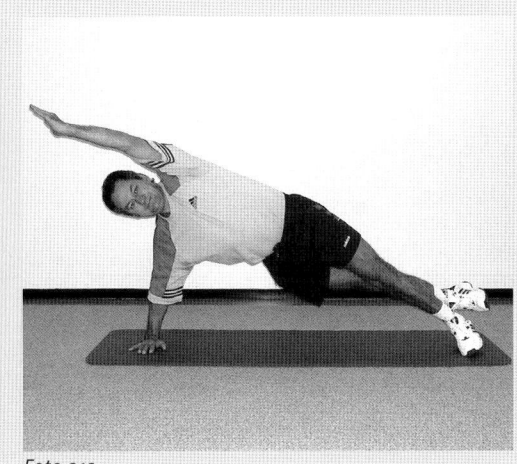

Foto 313

4 Literaturverzeichnis

Buskies, W./Demski, N.: Rückenfitness. Limpert Verlag, Wiebelsheim 2003
Grotkasten, S./Kienzerle, H.: Wirbelsäulengymnastik. Wilhelm Heyne Verlag, München, 1996
Höfler, H.: Die Nackenschule. Übungsprogramm für Kopf, Hals und Schultern. BLV Verlag, München 1998
Jordan, A.: Rückentraining. Meyer & Meyer Verlag, Aachen 2001.
Jordan, A./Hillebrecht, M.: Gymnastik mit dem Pezziball. Meyer & Meyer Verlag. Aachen, 1997
Kempf, H-D.: Rückenschule Grundlagen, Konzepte und Übungen. Urban & Fischer Verlag, München 1999
Koschel, D./Ferie,C.: Vorbeugende Wirbelsäulen-Gymnastik. Meyer & Meyer Verlag, Aachen 1997
Materna, A./Westerkamp,R.: Rücken fit und schmerzfrei!. BLV Verlag, München 2003
Michaelis, P.: Moderne Funktionelle Gymnastik. Meyer & Meyer Verlag, Aachen 2000
Reinhardt, B.: Wirksame Hilfe bei Nackenschmerzen. Midena Verlag, München 2001
Reichardt, H.: Das ist Schongymnastik. Der gesunde Weg zu Beweglichkeit und Wohlbefinden. BLV Verlag, München 1993
Reichardt, H.: Die BLV Rückenschule. BLV Verlag, München 1995
Rosemeyer, B./Jopp E. K.: Praktisches Kursbuch Rücken. Weltbild Buchverlag. Augsburg 9, 1999
Schmauderer, A.: Wirbelsäulengymnastik. Gräfe und Unzer Verlag, München 2004
Schmidt, M./Klümper, A./Rissland, M.: Beweglichkeit in jedem Alter. Reba -Verlag, Darmstadt 1991
Ritter, M.: Bewusste Körperschulung. Das Übungsprogramm für die Wirbelsäule. Mosaik, Verlag, München 1987.
Tanner, J.: Gesunder Rücken. Dorling Kindersley Verlag, Starnberg 2004
Tenta, W.: Wirbelsäulengymnastik. Mosaik Verlag, München 1999
Thomann, K.-D.: Das Rückenbuch. Georg Thieme Verlag, Stuttgart 1991

5 Bildnachweis

Fotografien: Olga und Andrej Bauer